LUCA GRASSETTI

PERCORSI DI RINASCITA

I 5 Passi Del Benessere Interiore Attraverso La Chirurgia Plastica

Titolo

"PERCORSI DI RINASCITA"

Autore

Luca Grassetti

Editore

Bruno Editore

Sito internet

http://www.brunoeditore.it

Sommario

*Riconosco i segni
dell'antica fiamma*

(Virgilio, Eneide, IV)

Introduzione

East Grinstead, Inghilterra, Maggio 2011, Queen Victoria Hospital. Mr. Boorman si accinge a ricostruire una mammella di una giovane paziente ammalata di tumore al seno, che ha subìto una mastectomia. Miss Hazari sceglie me per aiutarla a effettuare l'addominoplastica alla paziente, allo scopo di usare la pelle e il grasso dell'addome per ricostruire il seno alla giovane paziente.

Si chiama Lembo Libero DIEP: uno straordinario intervento microchirurgico, che dà la possibilità alla paziente col cancro alla mammella di avere un seno morbido e della stessa consistenza di quello sano, che, invece, ingrassa, dimagrisce e scende col tempo come quello sano, perché creato e conformato dalla pancia della stessa paziente.

Il giorno dopo mi reco nella corsia dell'Ospedale alle 7:00 del mattino. Dopo un rapido "breefing" con i medici "anziani", ci rechiamo in stanza della paziente per medicarla. La signora è fiacca, dolorante. La smedichiamo: il seno ricostruito ci appare trofico e vitale, roseo come le guance di un bambino quando torna a casa in inverno. Mr. Boorman le chiede di alzarsi e le infermiere la accompagnano davanti lo specchio. "Ma senza medicazioni e senza pancera?" esclamò la paziente. "Esattamente", replicò Mr. Boorman. Quella scena segnò profondamente il corso della mia vita.

Era una donna sui 40 anni, madre di 2 figli biondi con occhi chiari che avevo visto in una cornice fotografica che stava sopra il comodino della stanza della signora. Era austera, non lasciava trasparire le proprie emozioni, lavorava in un supermercato di Londra e aveva sempre dedicato poco tempo a se stessa, assolta completamente dalla famiglia e dal lavoro.

Parlandoci, la sera prima dell'intervento, mi aveva raccontato delle difficoltà incontrate nel corso della vita e dell'esperienza drammatica del cancro. Tutto con un certo distacco come se la vita le avesse insegnato a essere forte e fredda. Aveva due pilastri nella sua vita: il marito James e le loro creaturine. Le avevano dato la motivazione per affrontare un intervento di questo tipo.

Quella mattina, alle ore 8:30, davanti allo specchio della room numero 52, scoppiò in lacrime di gioia. Riesco a ricordare che si toccò con la mano sinistra il seno e con la destra l'addome. Miss Hazari mi colpì un braccio col gomito e mi fece l'occhiolino, con quell'aria soddisfatta di chi fa un ottimo lavoro. L'addome era piatto e tirato e la sutura precisissima.

La paziente si scusò per il pianto di gioia con il classico modo di fare inglese, e allora Mr. Boorman iniziò a spiegarle cosa avevamo fatto e che tutto era andato bene. La signora venne dimessa dopo pochi giorni e al controllo dei due mesi ci raccontò come la vita le fosse cambiata in meglio. Non tanto per non aver più il cancro, bensì per aver il corpo che aveva da sempre desiderato e che, dopo le gravidanze, si era convinta fosse destinato a restare soltanto un sogno.

L'espressione del viso era cambiata, luminosa, radiante, sorridente, la postura con spalle larghe e schiena dritta, un senso dell'umorismo ritrovato al quale stentavo a credere. Si era riappropriata della sua vita sociale, sentimentale, familiare. Aveva fatto del suo punto debole il proprio punto di forza. Quel seno e quella pancia avevano impreziosito il suo corpo. Se fare il Chirurgo Plastico voleva dire donare quel tipo di sensazioni ad una persona, allora quello sarebbe stato il mio unico obiettivo.

Ero al terzo anno di specializzazione in Chirurgia Plastica di Ancona e avevo chiaro quale fosse la mia strada. Ero alla mia seconda esperienza lavorativa all'estero. L'anno precedente avevo frequentato il reparto di Chirurgia Plastica dell'UniKlinikum di Aquisgrana, in Germania, dove avevo approfondito le tecniche generali della chirurgia ricostruttiva.

Nei giorni che seguirono si succedettero altri casi come quelli e ricordo quanto ci divertivamo con il fellow Benoit a effettuare le addominoplastiche: facevamo a gara a chi ottenesse il risultato più bello. Tornato in Italia, mi specializzai, quindi vinsi il concorso da Dirigente Medico presso la Clinica Universitaria di Chirurgia Plastica di Ancona. Tenevo anche delle lezioni all'Università Politecnica delle Marche. Superai lo European Board of Plastic Reconstructive Aesthetic Surgery, prima a Bruxelles poi a Insbruck. Erano anni in cui avevo sete di apprendimento e sfruttavo ogni congedo possibile per approfondire l'argomento.

Fu così che ebbi la possibilità di apprendere le tecniche microchirurgiche dal Prof. Fu Chan Wei a Taiwan, il rimodellamento estetico del corpo da Constantino Mendieta a Miami (USA), l'emozione di operare sotto le telecamere di Channel 4 con Mr. Charles Nduka in Inghilterra, la gestione delle complicanze da Mr. Southwick a Melbourne in Australia, e dal maestro di sempre Moustapha Hamdi in Belgio.

Ricordo una sua espressione in occasione di una complicanza che comportò la perdita del complesso areola capezzolo in un seno: "When it happens, you have to marry the patient!", che vuol dire "Quando accade, devi sposare la paziente!". "Parole sante", direbbe mia madre. In questo lavoro ti devi dedicare al tuo paziente, soprattutto nel momento della complicanza, essere presente, accompagnarlo alla guarigione tenendolo per mano, senza farlo mai sentire solo.

Perché, se qualche giovane collega starà leggendo questo libro, solo chi non opera non ha complicanze. La differenza la fa il saperle gestire, risolverle e far tornare comunque il paziente alla piena guarigione, col risultato che si era programmato.

Era il 2015 quando esprimevo il mio disappunto al Prof Chen, al China Medical University Hospital di Taichung, per il fatto che nell'Ospedale dove lavoravo in Italia, i chirurghi toracici avevano timore di asportare una parte di una costa per far guarire un'ulcera radiodermìtica, in un paziente che seguivamo invano da mesi. Egli mi disse: "You will do that", "Fallo tu". E io replicai: "Come posso farlo io?". Il Prof. Chen aggiunse: "You can do everything", "Tu puoi fare qualsiasi cosa".

Pronunciò quella frase con una pacatezza convincente, alla presenza del mio caro collega Matteo col quale ancora oggi, nei momenti di difficoltà, riusciamo a riascoltarne il tono, il ritmo, il timbro delle sue parole. Riusciamo a visualizzare precisamente la scena di quel poliambulatorio di Taiwan, dall'altra parte del mondo, dove questo grandissimo medico, con la sua pacatezza e abilità chirurgica, riusciva a migliorare la vita di tanti uomini e donne. "You can do everything".

Il tempo passava in Italia e mi accorgevo che il mio processo di crescita chirurgica si stava lentamente fermando. Gli interventi che facevo in Inghilterra nel mio reparto, per vari motivi, non si potevano più fare e allora riversavo il mio entusiasmo sulle pubblicazioni scientifiche. In quegli anni, sono arrivato a scrivere e farmi pubblicare su autorevoli riviste scientifiche americane ed europee di settore, circa 50 articoli su interventi e tecniche chirurgiche effettuati sia in Italia che all'Estero.

Di pari passo, la casa editrice Springer mi dava spazio per scrivere una decina di capitoli di libri, insieme al Prof. Di Giuseppe, che tutt'oggi ringrazio. La Società Italiana di Chirurgia Plastica mi dava spazio per presentare i miei lavori ai congressi, parimenti la Società Europea di Chirurgia Plastica.

Cosa mi mancava? Mi mancava rivivere l'emozione della paziente inglese di fronte allo specchio. Mi rimisi a girovagare per apprendere ancora. Passai per Mosca prima, e per Turku in Finlandia poi, per approdare a Curitiba in Brasile. Le qualità umane, professionali e di sana creatività dei colleghi brasiliani mi fecero amare la branca Estetica della Chirurgia Plastica.

Se in ospedale non potevo più effettuare quel tipo di interventi che avevo imparato in Inghilterra, potevo tuttavia usare tutta l'arte appresa per ridonare un addome e un seno ancora più belli alle donne provate dalla gravidanza.

In effetti, i colleghi brasiliani rimanevano sbalorditi dai risultati che avevo con la mia tecnica di addominoplastica e ricevevo tanti complimenti. Con molti di loro ci scambiamo ancora like e messaggi su Instagram.

Tornai in Italia e si presentò il dilemma. In ospedale non potevo esprimermi a pieno per mancanza di spazi dedicati a questo tipo di chirurgia. Sebbene importante, non rientrava nelle priorità del Servizio Nazionale. Che fare?

Restare in Ospedale, con posto fisso di tutta dignità, o mettersi in proprio per inseguire le proprie inclinazioni? La sicurezza e la tranquillità? O il rischio e tutti le problematiche connesse? Faccio presente che vengo da una famiglia modesta, con mamma casalinga e padre impiegato statale da ben 40 anni e che si gode la sua pensioncina da oltre 20 anni.

Quando gli accennai cosa avevo intenzione di fare si mise le mani tra i capelli. Disapprovava la mia idea e mi mostrava tutti i contro. Così la maggior parte degli amici e i parenti.

Era il mese di Maggio 2017 e Facebook mi riproponeva il contenuto pubblicato alcuni anni prima: una foto col Prof Chen a Taiwan. Risentii le sue parole: "You can do everything" e mi immersi in quella pacatezza e serenità che ti trasmette chi ha tutto sotto controllo, anche se non può prevedere cosa accadrà nel futuro, tuttavia confida nelle sue capacità e sa che avrà successo. "You can do everything", assieme ai feedback delle pazienti da me operate, furono la benzina, la mia motivazione a mollare tutto e mettermi in proprio.

Mi dimisi a fine settembre e già a ottobre avevo interventi prenotati fino a febbraio dell'anno successivo. La mia attività esplose. Avevo trovato un senso più grande al mio ruolo di medico. Mi ero formato per trattare tumori, traumi, ustioni, malformazioni, e nella chirurgia post partum ho trovato il palco su cui esprimermi al meglio.

Mi divertivo davvero a visitare e operare le mamme che non si rivedevano più in un corpo devastato, e loro mi apprezzavano sempre di più.

Un giorno, mi chiamò una giornalista di un quotidiano locale per raccontare la mia esperienza, poi una tv locale per parlare della diastasi addominale. Da lì RAI 1, prima invitandomi negli studi a Saxa Rubra, poi venendomi a trovare nelle Cliniche certificate in cui opero nelle Marche per descrivere l'intervento di Addominoplastica.

Perché questo libro? Perché a volta basta leggere una frase, ricordarsi due parole o un'esperienza vissuta, per darci lo slancio a fare quello che davvero ci porta verso la felicità e la piena realizzazione. Come è successo a me, così succederà anche a voi.

Riscoprirete voi stesse, la sicurezza che era nascosta da qualche parte, ma non riuscivate a trovarla. Si viene nel mio studio per tanti motivi, per un disturbo fisico, per curiosità, per sognare, per una sfida, per conquistare la serenità, per riappropriarsi di se stesse o dell'autostima, per una rivincita personale o più semplicemente per crescere. Ognuna arriva in questo studio per un traguardo diverso e per ragioni diverse: quello che è certo è che, oltre all'estetica, quando uscite, improvvisamente vi sentite bene, vi sentite persone migliori, persone grate e fortunate. E vi si legge negli occhi, nel modo di fare, nel sorriso che accennate, nel messaggio che puntualmente mi mandate qualche ora dopo.

Vi accompagnerò, anche attraverso il racconto di pazienti operate, dalla prima visita, al giorno dell'intervento, fino ai controlli nel corso degli anni per farvi respirare l'aria nuova del cambiamento. Vi mostrerò come superare la paura dell'intervento, vincere le proprie resistenze, ascoltare ciò che veramente vogliamo essere per noi stessi e non per gli altri.

Vi mostrerò, nel Passo "I Controlli", come il cambiamento esteriore abbia determinato un cambiamento in termini di autostima, come alcune pazienti hanno avuto successo nel mondo lavorativo dopo l'intervento, come altre sono tornate ad uscire di casa e a vivere nella vita sociale.

Come l'intervento abbia rappresentato per alcune di loro una seconda possibilità di vita, il viaggio più bello della loro vita, il tornare ad innamorarsi di sé stesse, per altre il coronamento di anni di dieta e sport costante.

Come sia tornata brillante la vita sentimentale e la propria sessualità, il rapporto col partner e coi propri figli. Perché un intervento di chirurgia estetica funziona davvero quando produce una crescita interiore della paziente, un cambiamento di vita, non solo quando si esce dalla sala operatoria senza complicanze.

Questo libro rappresenta per me anche un tributo alle mie amate pazienti, per restituire qualcosa a loro che mi hanno dato tanto, e alle lettrici. Perché oggi la mia motivazione nel fare sono i riscontri dei pazienti: un selfie inaspettato che come un fulmine ti rompe lo schema di quella routine e mostra la paziente sicura, soddisfatta e fiera di sé, di fronte allo specchio mentre si prova un vestito.

La paziente che ti ringrazia al ricordo di come si sentiva male quando andava ad una festa, e alcuni vestiti aderenti o scollati che oggi indossa con entusiasmo, mentre prima poteva solo guardali senza permetterseli; che ricorda la vergogna provata nell'indossare il costume al mare, mentre oggi non vede l'ora di farlo.

Quella che racconta dell'ansia di doversi spogliare o che si potesse accendere la luce nei momenti di intimità, quando invece oggi si sente attraente e appagata dall'inizio alla fine. Quella che doveva portare una felpa legata alla vita in palestra o vestiti larghi per nascondere quella parte del corpo, mentre oggi è diventata il suo punto di forza per cui si è ricomprata tutto il guardaroba.

Perché ritengo ingiusto, che la cosa più bella del mondo, ovvero la nascita di una vita, dovendo passare per una gravidanza e partorire con dolore, debba anche lasciare dei brutti segni in donne speciali. Sì, sono speciali le donne che partoriscono e, purtroppo, in seguito alla gravidanza alcune di loro non ci si sentono più, qualcuna nemmeno si ama più.

Mettere a disposizione le competenze della mia équipe, accoglierle col calore umano che ogni membro del team deve avere come requisito, prima ancora della professionalità, è il nostro obiettivo. Perché questo lavoro si fa per vocazione e la gratificazione principale è data dalla soddisfazione del paziente.

Vedere le lacrime della paziente che si apre raccontandomi il suo disagio in visita, le lacrime quando si addormenta sul lettino operatorio pensando ai propri figli, e ancora le lacrime di gioia allo specchio dopo l'intervento, mi ricorda le lacrime della paziente operata di cancro al seno al Queen Victoria Hospital. Quando arrivano casi particolarmente difficili, spesso mandati da colleghi da altre parti d'Italia, affronto la sfida, risento le parole del Prof Chen: "You can do everything", e vado dritto alla soluzione del problema.

Attraverso questo libro arriverete a ringraziare voi stesse, perché sarete in grado di prendere delle decisioni in modo pienamente consapevole. Perché voi, non gli altri, vi vedrete diversamente e capirete che il benessere e la felicità dipendono soprattutto da un lavoro personale su se stessi, e comincerete a lavorare su voi stesse per arrivare ad amarvi pienamente.

Quando avrete compreso esattamente cosa vorrete e perché lo volete, niente potrà più fermarvi e come voi, anche io vi ringrazierò per la cosa più preziosa che un essere umano può donare ad un altro essere umano: la vostra fiducia.

Passo 1

Il paziente

Tutto nasce all'improvviso, come l'Universo. C'è un progetto, un desiderio, un sogno nel cassetto, oppure un'insoddisfazione, un disagio che ci logora da anni, giorno dopo giorno, finché non alziamo il telefono e fissiamo un appuntamento.

È il 14 di Settembre, primo giorno di studio dopo le vacanze estive, prima visita ore 9:00 del mattino: una signora di 38 anni che reca con sé un esame radiologico, probabilmente un'ecografia, accompagnata da un uomo sulla quarantina, forse di più. Abbigliamento casual: jeans e camicia lei, jeans camicia e gilet lui. L'infermiera Caterina li fa accomodare nel mio studio. Stringendo la mano percepisco freddezza in lui e paura in lei. Ringrazio per essere venuti da me da tanto lontano e chiedo che relazione c'è tra i due e chi è il paziente.

Sono marito e moglie. Si conoscono da 15 anni. Lei madre di 3 figli di cui due gemelli da parto cesareo, insegnante e amante della cucina. Ama la propria famiglia più di se stessa, i figli sono cresciuti e hanno 4 e 7 anni. Vorrebbe risolvere alcuni disturbi addominali dovuti alla diastasi e potersi rimettere i vestiti che indossava prima della gravidanza.

Mentre è decisa nel racconto dei disagi fisici, come il gonfiore serale, la nausea dopo i pasti, il senso di pienezza e di mal digestione specie sopra l'ombelico, parla sommessamente e con timore quando chiedo di descrivere cosa prova di fronte allo specchio del bagno o di un camerino da Zara. Lancia delle occhiate al marito per cercare approvazione e soprattutto evitare la disapprovazione. A questo punto il quadro mi risulta chiaro e cerco conferma nel marito: "Lei cosa ne pensa"?

È un uomo di 44 anni, col capello brizzolato, di poche parole. Tiene alla salute di sua moglie e francamente in cuor suo vorrebbe che non la operassi. Risponde: "Vorrei che mia moglie potesse risolvere i disturbi riferiti, per l'aspetto fisico a me va bene così".

È probabile che in famiglia sia stato condiviso il problema funzionale, ma sia stato disapprovato quello estetico. Chiedo a lui: "Le è mai capitato di non sentirsi fisicamente ok, e a causa di questo, di non aver fatto alcune cose o preso alcune decisioni che, col segno del poi, sarebbero state positive per la sua vita?". "Molte volte", mi risponde, "ma non per questo mi sono rivolto al chirurgo plastico. Mi sono impegnato in palestra, con la dieta, ed eccomi qua".

Nulla da eccepire, rispondo: "Ma se quella problematica non si fosse potuta risolvere né con la palestra, né con la dieta, che peraltro consiglio sempre a prescindere dalla chirurgia, allora avrebbe considerato questa strada o la avrebbe ancora esclusa?"

In quel momento marito e moglie si sono guardati e, con l'intesa che caratterizza due persone che convivono da 15 anni, hanno sorriso. Lei lo ha accarezzato su una spalla, si è rilassata tirando un bel respiro di sollievo e lui: "Beh in quel caso, vorrei il bene di mia moglie, per cui se lei non si sente ok, anche se per me è ok, approverei la sua decisione e sarei pronto a sostenerla".

A quel punto incalzo: "È davvero pronto a cucinare, passare l'aspirapolvere, fare la spesa, accompagnare i bimbi a scuola per i prossimi 20 giorni?" Con una risata collettiva mi alzo e conduco la paziente al lettino per la visita.

Ho sempre piacere che il paziente venga accompagnato dal partner, perché riesco meglio a capire cosa realmente voglia per sé e come possa aiutare quella paziente non solo a risolvere il problema specifico, ma anche a migliorare l'intesa col partner. L'intervento diventa così una conquista per entrambi, un percorso da fare insieme, un sacrificio anche economico da affrontare insieme, un miglioramento della qualità di vita di entrambi.

Alzi la mano chi non ha assunto un atteggiamento triste e insoddisfatto, di fronte a un partner che è triste, si lamenta, o si percepisce che gli manca qualcosa. Chi di voi invece, tornando a casa, magari arrabbiato o stanco dal lavoro, non si è sentito il più felice del mondo alla vista del partner sorridente e radiante di felicità nel rivedervi ed accogliervi col vostro piatto preferito? L'amore è contagioso e lascia traccia, così come il disagio o la disapprovazione. E chi invece non ha più un partner?

È il 20 di Novembre, un pomeriggio di una giornata nebbiosa, la città è immersa in una nuvola grigia, mi ricorda quando ero in Inghilterra. Si accomoda nel mio studio una donna di 42 anni accompagnata dall'amica. Lei con lo sguardo che punta in basso e le spalle un pochino curve, voce sommessa, aveva l'aria di una persona che ne aveva passate di toste.

Indossava un maglioncino a collo alto e un pantalone molto raffinato faceva risplendere delle calzature di gran gusto. L'amica cordiale, dritta come una scopa e con sorriso smagliante a 32 denti, sicura di sé si presenta e introduce anche l'amica come per supportarla.

Cerco di ristabilire i ruoli e chiedo: "Chi è la paziente?". La donna alza la mano e si presenta. Le chiedo: "Come posso aiutarla?". Risponde con tono sommesso e sguardo rivolto in basso, come a rovistare nella parte più intima della propria anima: "Non credo mi possa aiutare dottore". "Cosa la ha condotta da me?". "La voglia di vedermi bella, vorrei rimpolpare un po' il viso, mi sono svuotata tanto, mi vedo stanca". "È successo velocemente?". "Molto, è successo pochi mesi fa". "Me ne vuol parlare?".

Alla mia domanda compaiono le lacrime agli occhi, quindi subentra l'amica che a voce alta afferma: "È stata lasciata in malo modo da suo marito e vorrebbe mascherare il povero viso stanco".

Cerco di riportare i riflettori sulla paziente piuttosto che sull'amica: "Si vede stanca, è stanca, o gli altri la vedono stanca?" Risponde: "Quando la gente si ferma a parlare con me, mi chiede cosa mi è successo, se ho avuto qualche malattia, e allora mi ritorna in mente la storia e piango e mi vergogno per non essermene accorta prima come una stupida, mi son lasciata fregare, ferire, ed eccomi qua, non mi riconosco nemmeno più allo specchio".

"Ha perso anche peso?". "Sì". "Le capita spesso di ripensare al suo ex?". "Ogni volta che mi specchio, ed ogni volta penso a quanto sono stata stupida a farmi fregare, a quanti segnali non ho saputo o non ho voluto cogliere".

Rispondo: "Anche a me è capitato qualcosa di simile. Sono sicuro che anche la tua amica si è fatta fregare da qualcuno nella vita. La capisco. So come ci si sente e ci si chiede come sarebbe andata, se avessimo agito diversamente. È umano. È utile per assumersene le responsabilità, quindi per reagire.

Non può in nessun modo modificare l'evento accaduto, né sentirsi in colpa per essere stata una donna onesta, innamorata, che si è fidata della persona con cui condivideva tutto. Può invece sentirsi responsabile, ma non in colpa, e imparare a non caderci più, a diventare una persona più forte e pronta ad affrontare qualsiasi altra situazione difficile dovesse presentarsi".

Sapevo che se le avessi subito parlato della soluzione chirurgica al viso spolpato e cadente, non le avrei risolto il problema vero: l'ancoraggio al senso di colpa e il crollo dell'autostima. A questo punto proseguo: "Pensa ancora che possa aiutarla a sentirsi bene lavorando sul viso?".

"Penso che mi abbia già aiutata dottore, e che farmi delle punturine potrebbe aiutarmi a farmi sentire ancora meglio", pronunciò queste parole guardandomi dritto ai miei occhi, con i suoi occhi brillanti ed avvicinando le sue mani alle mie in richiesta di ulteriore aiuto e comprensione.

"Credo che ad una persona atletica di 42 anni che ha anche perso peso, non serva riempirsi la faccia di acido ialuronico. Ritengo piuttosto sensato liberarsi della pelle rimasta in eccesso, così come un abito che sia diventato largo vada ristretto. Ritengo utile risollevare i tessuti scesi e, piuttosto, rimpolpare il volto ripopolando il sottocute con ciò che era presente prima del dimagrimento: il tessuto adiposo. Lo possiamo prelevare dalla pancia, ad esempio, e trasferirlo durante un mini-lifting sul volto".

La signora, che era entrata scoraggiata, con l'intento di uscire con un po' di punturine al volto, ma forse più triste di prima, si trovava invece di fronte ad una nuova visione di sé, quasi in terza persona, e con una proposta chirurgica. Ciò non di meno l'idea di andarsene senza aver fatto nulla.

Come andò a finire? Le due amiche fecero parecchie domande sull'intervento, poi se ne andarono ringraziando col cuore in mano. Dopo 9 mesi, la operai. La vidi ai controlli soddisfatta del proprio aspetto, luminosa nello sguardo, vivace nel vestire. Ebbi modo di conoscere quanto fosse altruista e speciale.

Tutto nasce dal coraggio di cambiare, di prendere in mano la propria vita con responsabilità e di condurla esattamente nella direzione che abbiamo un istante prima visualizzato. Nessun problema è insormontabile.

Aiuto i miei pazienti a risolvere i loro problemi, anche attraverso la Chirurgia e la Medicina Estetica, ma non solo. Il mio studio ha toni scuri e luci calde, come un confessionale moderno in cui il paziente adora sfogarsi, e io amo ascoltarli. Siamo spesso ancorati a credenze e a cosa penseranno gli altri di noi: "Ma chi te lo fa fare", "Sei bella così", "È un'insicurezza psicologica e non un problema estetico", solo per fare alcuni esempi. Queste persone hanno anch'esse il nostro problema, o semplicemente affermano di averlo compreso?

Neppure l'amico più empatico o il partner più sensibile, a volte, riesce ad avere piena percezione di quanto il nostro problema impatti sulla percezione di noi stessi e sul rapporto con gli altri.

Le persone attorno a noi vedono al massimo una linea deforme, un eccesso di grasso, ma per noi questo può significare:

insicurezza, disagio, paura, diminuito entusiasmo di conoscere nuove persone.

E la ragazza di 18 anni? È il 9 Gennaio, subito dopo la pausa del Natale, entra in studio una giovane di quasi 19 anni accompagnata dai genitori. Il disagio questa volta è causato da un seno quasi piatto e sviluppato solo dietro al capezzolo. La mamma mi confida che la figlia non si sente sicura nelle relazioni a causa della mancanza di seno, e che non si è mai spogliata completamente di fronte ad un uomo, né di fronte al padre.

La visito in ambiente separato, e vi racconterò il prosieguo nel prossimo Passo. Il babbo una persona adorabile: un pezzo di pane, innamorato della figlia bellissima, tanto bella da non sapere di esserlo. Timida, con la paura stampata sul volto, paura di ricevere una qualche critica sul seno, paura forse nata negli spogliatoi delle aule di educazione fisica al liceo, o nelle docce della palestra.

Quando, dopo aver parlato a lungo con lei, capisco che oltre al seno non c'è altro, mi pronuncio sulla fattibilità dell'intervento, i rischi e le possibili complicanze. Anche il babbo approva perché vuole il bene di sua figlia che, a 6 mesi dall'intervento, si definirà una *"femmina, ma proprio femmina"* (v. Passo 4).

Chi troppo chi poco. È una giornata soleggiata di marzo ed entra nel mio studio una giovane mamma di 37 anni. Vestiti larghi, in carne, tanto simpatica quanto paurosa. Una donna dal cuore d'oro, ha un fare stanco, appesantito dal seno: una settima misura coppa F. La gravidanza non le aveva tanto svuotato il seno, ma soprattutto glielo aveva fatto scendere ulteriormente, dato l'enorme peso. Le spalle solcate dal fardello le avevano ricurvato la schiena verso l'avanti. La descriverò usando le sue stesse parole:

"Quando decidi di fare una mastoplastica riduttiva, non decidi solo di alleggerirti un po' il fisico, ma di alleggerirti anche l'anima. Quando sei una ragazza e tutti i tuoi amici ti prendono in giro per via del seno enorme, quando i ragazzi non ti guardano in faccia, quando non riesci a trovare niente che ti stia bene, quando piangi perché non ti piaci, quando i dolori che hai alla schiena non ti fanno dormire la notte, quando allattare diventa un incubo, allora è ora di una riduzione del seno.

Naturalmente da quando lo decidi e lo fai, passa del tempo. Sei lì che guardi i tuoi reggiseni enormi, dove non ce n'è neanche uno in cui tu stia comoda. Ti guardi allo specchio e vedi questi seni a penzoloni. Beh, è arrivato il momento di trovare un dottore che ti ispiri fiducia. Passi le notti tra un sito e un altro e poi vedi quella faccetta simpatica e che ti ispira fiducia: il dott. Luca Grassetti.

Pensi: Mhmm giovane ha poca esperienza. Mhmm forse meglio vedere nei grandi centri di Roma o Milano. Però c'è una vocina che ti dice "va beh prova", e non ho sbagliato. Dall'incontro alla stretta di mano ho capito che lui mi avrebbe alleggerito l'anima. Mi decido con tanta euforia, però, come ogni cosa bella, devi prima passare dall'inferno per goderti il paradiso. La paura prima dell'intervento c'è, però è tanta la voglia di sentirsi diversa e più bella, che mi butto.

Il dottore mi aveva anticipato tutte le varie complicanze di un caso così complesso come il mio, ed io vado avanti lo stesso. E la complicanza arrivò, e iniziò la mia avventura. L'avventura è durata circa 4 mesi tra medicazioni, visite, km in autostrada e purtroppo, una seconda operazione.

Ormai con il dottore eravamo in contatto ogni giorno. Una volta mi raccontò addirittura che un suo mentore in Belgio gli disse che in casi come il mio, avrebbe dovuto "sposarmi". E in effetti un po' mi sposò.

Avevo continui crolli emotivi, ma dall'altra parte avevo un dottore, psicologo, un amico che mi ha aiutata. Ogni giorno, anche più volte al giorno ci sentivamo, ci messaggiavamo: era lì a rispondermi anche nelle pause tra un intervento e l'altro. Un dottore dal cuore d'oro e dall'immensa professionalità. Accanto a lui l'infermiera Caterina, il braccio destro del dottore, il mio punto di riferimento femminile, colei che mi ha sempre rassicurato, una bella persona dentro e fuori.

Quando decidi di "alleggeriti l'anima" devi pensare che ci vuole tanta forza, una famiglia che ti supporti e un dottore a cui affidarti. Sono passati 4 mesi dall'intervento e la parola "pentimento" a causa della complicanza, non uscirà mai dalla mia bocca.

Comprare un reggiseno di una quarta misura, anziché una settima, acquistare un costume senza spalline, non avere più dolori alla schiena, sono le più grandi gioie che mi ripagano degli sforzi, dei pianti e dei soldi meglio spesi della mia vita."

È una storia fatta di donne comuni, grandi e piccole, ma anche di uomini anch'essi grandi e piccoli, come Michele di 20 anni, affetto da ginecomastia. Ricordo il giorno della prima visita, venne accompagnato dai genitori. Ragazzo atletico, molto intelligente, preciso e pignolo. Aveva il capezzolo protuberante, a causa di uno sviluppo eccessivo della ghiandola mammaria. Non andava al mare per non mostrare i capezzoli, non metteva magliette di nessun tipo, d'estate si chiudeva in casa.

Mi scrisse, commosso, dopo l'intervento. "Dopo molti anni di indecisioni e sofferenze che hanno profondamente segnato la mia adolescenza e il mio carattere, ho trovato lei dottore, che ha fatto il massimo per rendermi soddisfatto, sempre col sorriso al volto. So di non essere un paziente facile, forse il paziente che nessun medico vorrebbe avere, esigente e incontentabile, e lei mi ha fatto rinascere.

Odiavo quel capezzolo che non sentivo mio, non si addiceva al mio corpo atletico.

Sono nato nell'Ottobre del 2000, così almeno è segnato nella mia carta di identità, ma per me, la vera data di nascita, è il 10 Settembre 2020: sono nato per la seconda volta, ma nella stessa vita. Vita fatta di sogni e progetti che fino a qualche anno fa non avevo la voglia di intraprendere, perché la mia anima era in un corpo non suo completamente. Non mi sono mai rassegnato al fatto che non ci fosse la giusta soluzione, finché non ho incontrato lei".

Ricordo quando tornò ai controlli e ve lo racconterò dopo, felice e contento decise di regalare una blefaroplastica alla mamma, in segno di amore per la comprensione avuta nei suoi confronti.

Che fare? Era una signora sulla cinquantina, sicura di sé, con la pelle evidentemente in eccesso alla palpebra superiore, ma non le recava alcun disturbo. Esclamò: "Confesso che non ci ho mai pensato, tuttavia a pensarci bene non starei male senza". Le descrissi l'intervento, le modalità, i piccoli rischi ed i benefici.

Le sconsigliai di farlo. Non era una cosa che voleva veramente. Le chiesi: "Ora che ci siam detti tutto, quanto lo desidera da 1 a 10?". Col timore di chi ha paura nel dirti qualcosa su cui potresti rimanere male, si fece coraggio e rispose: "7". Le dissi: "7 non è abbastanza, 10 non è abbastanza. Michele quanto desideravi il tuo intervento?". "Un milione" rispose con fermezza. Proprio così.

Quello che dico ai miei pazienti, e ai lettori di questo libro, è che l'intervento è qualcosa di veramente importante, la procedura è importante, il tempo che bisogna prendersi per se stessi, per un'ottima guarigione, è importante, il costo è importante. Non si prende una decisione importante con 7/10 di convinzione.

Vi sposereste con un partner sul quale avete il 30% di dubbi? Acquistereste una casa che vi piace al 70%? Comprereste, potendo scegliere, un'automobile che vi soddisfa solo al 70%? La signora, di fatti, non si operò.

Vogliamo invece parlare del signor Alberto? Uomo di circa 65 anni, imprenditore col sorriso in bocca e un ottimismo disarmante. Viene nel mio studio con la richiesta di ridurre le orecchie a sventola. La domanda sorge spontanea: Cosa induce un uomo a pensare alle orecchie a sventola all'età di 65 anni? Ero già indisposto ad operarlo.

Di solito un divorzio o un'amante esigente sono leve potenti per spingere gli uomini di età avanzata a rifarsi qualcosa. Altre volte la necessità di scalare l'ultimo gradino di affermazione sociale o lavorativa per finire in grande la carriera.

Rimasi disarmato dalla sua risposta: "Dottore, sono nato con i denti brutti e le orecchie a sventola, voglio morire con i denti belli e le orecchie normali. Da bambino questo tipo di interventi erano un tabù, né ho mai avuto le possibilità economiche per permettermeli, specie con i figli all'Università. Ora posso, voglio, devo farlo. Come vede mi sono già portato avanti con i denti". Mi fece un sorriso luminoso fiero dei 32 denti bianchi splendenti, che mi ricordò quello dei brasiliani.

Ricordo che in Brasile c'erano più cliniche dentali che di chirurgia Plastica per la città. Avere i denti gialli o non curati era segno di appartenenza ad un basso stato sociale, e tutti destinavano i primi risparmi alle cure dentali. Se avete amici brasiliani, fateci caso.

Feci un lungo colloquio con Alberto e compresi che desiderava veramente aggiustare le orecchie, ovvero l'intervento in questo caso non rappresentava la copertura di qualcos'altro. Ciononostante, con una qualche scusa, lo feci tornare dopo un mese per capire se il suo livello di convinzione fosse ancora 10. Era addirittura cresciuto. Lo operai e divenne un affezionato cliente anche per trattamenti estetici periodici del viso.

Non è stato di certo il paziente più anziano operato. Di lì a poco si presentò la signora Assunta, di anni 76, ben vestita, gonna lunga, scarpe con un filo di tacco e camicia di classe abbottonata fino al collo. Sembrava uscita da un dipinto che puoi trovare nel castello della principessa Sissi a Schönbrunn, Vienna. Recava con sé una borsa di grandi dimensioni, da cui fuoriuscivano una cartella clinica con un'ecografia e una risonanza magnetica. Veniva da lontano ed aveva soggiornato la notte in albergo per recarsi da me.

Cosa spinge una signora di 76 anni, a fare 500 km in treno per venire da me, munita di esami radiologici? Una sola risposta su cui puntare tutto il montepremi: addominoplastica. Infatti, neanche glielo chiesi, mi limitai ad ascoltare la sua articolata storia.

Era stata operata all'intestino d'urgenza 20 anni prima, nella sua città. In seguito, era comparso un grosso laparocele, ovvero un'ernia in prossimità della cicatrice addominale, per il quale si era recata in altro noto ospedale nel capoluogo di regione. In quella sede, i chirurghi avevano posizionato una rete sul laparocele ed effettuato un'addominoplastica. Almeno così riferiva la paziente.

Fatto sta che l'addome era un campo di battaglia e quando lo vidi per sdrammatizzare dissi: "Sembra reduce dalla battaglia di Waterloo!" Sorrise anche la signora Assunta, che attendeva un mio responso. In effetti, c'era una grossa protrusione sotto l'ombelico a sinistra, che quando tossiva aumentava. Feci entrare anche la figlia.

Credo che certe cose vadano condivise con le persone care. La figlia, più o meno della mia età, mi spiegò che per lei non era importante che la mamma avesse una bella pancia, bensì che non avesse più i fastidi legati alla recidiva del laparocele. La signora Assunta fece una smorfia.

Era una donna forte, mamma di 3 figlie femmine. Si capiva dal linguaggio che usava, che aveva avuto una buona educazione e che ci teneva alla sua forma fisica. Credo che ogni persona intelligente si impegni per restare sempre in forma fisica, in salute. Un corpo senza salute non è in grado di lavorare e di divertirsi come vorrebbe. Un corpo che non ci piace è come un abito che non vogliamo mettere, e quando lo mettiamo non ci sentiamo a nostro agio. Assunta non si sentiva a suo agio in quella pancia dolorante.

"Il fatto è dottore, che siamo andati in altri due ospedali e ci hanno detto che non è più il caso di intervenire. Ci vorrebbe un miracolo". "I miracoli li fa uno solo" risposi io sorridendo e guardando in alto, poi aggiunsi: "Che il caso non è semplice è evidente. È altresì evidente che non è stata fatta una plastica con separazione delle componenti, prima di applicare la rete sul laparocele. Abbiamo tuttavia ancora pelle per effettuare una nuova addominoplastica".

"Vuol dire che opererà mia madre?" domandò la figlia. "Credo che se Assunta è partita da casa e venuta fin qui per insignirmi della sua fiducia, io sarò in grado di onorare la sua fiducia. Non senza rischi, non senza possibilità di ulteriore recidiva del laparocele. Tuttavia, credo che il rapporto rischi benefici, sia ancora a favore dei benefici. Pertanto, per me si può fare".

Assunta, di poche parole, allungò la sua mano per stringermi il braccio, mentre la figlia scoppiò a piangere. D'un colpo riascoltai le parole del Prof. Chen: "You can do everything". Sia la mamma che la figlia vedevano materializzarsi il sogno, la cancellazione della sofferenza. Rappresentavo per loro un'ancora di salvezza, ne ero consapevole, così come ero sicuro che l'avrei potuta sistemare al meglio e vi racconterò come è andata.

Ancora una volta, non ero stato io l'artefice del cambiamento, bensì un mezzo: era stata Assunta, con la sua forza di volontà, la capacità di non arrendersi e di cercare un'ulteriore soluzione, un altro consulto. Niente a questo mondo è più potente della perseveranza e della determinazione.

Quelle donne che la possiedono, alla fine di molti sacrifici diventano speciali, guerriere, vincitrici, di successo. E io le amo per questo e apprendo da loro.

Assunta non era l'unica a venire da lontano. Era una calda giornata primaverile, credo fosse mercoledì primo pomeriggio, quando entrò in studio una ragazza che aveva fatto ben 900 Km. Indossava un vestitino nero scollato, che terminava con una gonna anch'essa nera e una scarpa comoda, si capiva che aveva viaggiato in treno. Aveva 26 anni e si era da poco laureata. Non portava ecografie, né documentazioni particolari. Notai subito una debole stretta di mano e la fissità dello sguardo verso l'avanti.

Quando ti siedi di solito cerchi la sedia girando la testa, ma lei non lo fece. La puntò con la coda dell'occhio e la cercò con la mano, poi si accomodò. Era partita all'alba per questa visita che desiderava da anni, ma l'università, la mancanza di disponibilità economica, la paura della procedura e del giudizio degli altri l'avevano fermata.

Dopo la laurea mi disse, non avrebbe più incontrato tanti amici e colleghi, forse per il resto della sua vita; così aveva pensato di porre fine ad un cruccio che la affliggeva sin dall'adolescenza. Il naso.

Era una ragazza nel complesso bella, col suo perché e aria da intellettuale, ragazza di cultura ben consapevole delle proprie potenzialità. Aveva sofferto del giudizio degli altri sul suo "naso da strega". Mi raccontò che tanto le era entrato in testa questo aggettivo, che aveva iniziato lei stessa a convincersi di essere una strega. Pazzesco.

Era entrata nel ruolo e si era convinta che gli altri le fossero amici per timore e che nessun ragazzo la volesse veramente, temendola. Mi colpì quando, durante il trattamento, mi confidò che aveva il terrore di andare al cinema con un uomo, perché avrebbe dovuto mostrare il profilo, quindi sarebbe stata costretta a vedere il film di tre quarti.

Il naso mostrava un'evidente gobba ed una punta calata, e la paziente non voleva sottoporsi ad un intervento chirurgico. Veniva quindi da me per il rinofiller: in questo caso si presentava una grande sfida. Correggere l'inestetismo per almeno un anno senza appesantire troppo il naso. Non vi svelerò qui come andò a finire, vi riporto ciò che mi scrisse qualche giorno dopo.

"Charles Dickens riteneva ci fossero persone che si incontrano quando la vita decide di farti un regalo, lei è proprio una di queste. Sono una ragazza di 26 anni e non ho mai avuto un bel rapporto col mio naso. Quando ero piccola, spesso mi capitava ingenuamente, di pensare che saremmo stati tutti più belli se solo Dio avesse deciso di non farci un naso al centro della faccia.

Trascorsi l'adolescenza coi capelli davanti alla faccia e controllando tutte le foto che alle feste i miei amici avevano intenzione di postare. Non volevo essere fotografata di profilo. Alle medie mi attaccarono l'etichetta di strega, mio malgrado. Dal quel giorno, come un macigno, non sono mai stata in grado di scrollarmela di dosso. Per anni mi sono sempre sentita brutta, nascondendo quel naso dietro occhialoni, sciarpe e quant'altro.

Non dimenticherò mai quella mattina: mia mamma mi chiama in cucina e mi dice "Guarda!" indicandomi il televisore. C'era lei, Doc, ospite in un programma su RAI 1, che spiegava questa tecnica fantastica di cui non avevo mai sentito parlare prima: il rinofiller. Subito mi vado a documentare sul trattamento, la seguo su Instagram, inizio a confrontare i suoi lavori con quelli di altri dottori. E più leggo e più guardo foto, più mi convinco che sarà lei a trattarmi. Ed è così che una mattina mi decido e prenoto.

Quel pomeriggio, in pochi minuti è riuscito a restituirmi il sorriso. Ho passato tutto il viaggio di ritorno in treno, da Ancona alla mia città, a specchiarmi nel riflesso del finestrino, incredula."

RIEPILOGO DEL PASSO 1:

- **Segreto n. 1:** Dove possibile, coinvolgere il proprio partner nella propria scelta. L'intervento diventa così una conquista per entrambi, un percorso da fare insieme, un sacrificio anche economico da affrontare insieme, un miglioramento della qualità di vita di entrambi.

- **Segreto n. 2:** Tutto nasce dal coraggio di cambiare, di prendere in mano la propria vita con responsabilità e di condurla esattamente nella direzione che abbiamo un istante prima visualizzato.

- **Segreto n. 3:** Siamo spesso ancorati a credenze ed a cosa penseranno gli altri di noi. Queste persone hanno anch'esse il nostro problema, o semplicemente affermano di averlo compreso?

- **Segreto n. 4:** Quando decidi di fare una mastoplastica riduttiva non decidi solo di alleggerirti un po' il fisico, ma di alleggerirti anche l'anima. Quando decidi di "alleggeriti l'anima" devi pensare che ci vuole tanta forza, una famiglia che ti supporti e un dottore a cui affidarti dal cuore grande e dall'immensa professionalità.

- **Segreto n. 5:** L'intervento è qualcosa di veramente importante. Non si prende una decisione importante con 7/10 di convinzione. Bisogna desideralo ardentemente e volerlo al 100%, visualizzarlo con più dettagli possibili, quindi passare all'azione.

- **Segreto N. 6:** Un corpo senza salute non è in grado di lavorare e di divertirsi come vorrebbe. Un corpo che non ci piace è come un abito che non vogliamo mettere, e che se lo mettiamo, non ci sentiamo a nostro agio.

- **Segreto n. 7:** La chirurgia plastica è un mezzo per raggiungere un obiettivo, per far avvenire un cambiamento, non un fine. L'artefice della rinascita pertanto non è il chirurgo, bensì il paziente, con la sua forza di volontà, la capacità di non arrendersi e di cercare un'ulteriore soluzione, un altro consulto.

Passo 2:

La Visita

La sala d'attesa dello studio non è mai affollata. Ricordo quando da bambino andavo dall'oculista. Una sala d'attesa sempre gremita. Bellissima, divanetti, televisione, bagno tutto con fotocellule, spaziale, ma poca riservatezza. Avevo l'impressione che fosse sempre pieno di pazienti, quindi molto gettonato, tuttavia notavo che ciascuno di loro, io incluso, aspettava ore ed ore prima di essere visitato.

Quando lavoravo in Germania, avevo conosciuto una ragazza e ci eravamo dati appuntamento alle 20:30 per cena. Ricordo che erano le 20:30 e stavo parcheggiando la mia piccola macchina e il telefono mi squilla: "Dove sei?". Risposi: "Sto parcheggiando". Lei replicò: "Mannaggia, è proprio vero che gli italiani sono ritardatari".

Mi sembrò davvero eccessiva, poi col tempo compresi che non c'era alcun motivo per non arrivare puntuale ad un appuntamento. Per quale motivo, quindi, dovrei far attendere un paziente, che viene da lontano, attraversa il traffico della città, magari ha preso un giorno di ferie, ha scomodato la sua amica, pagato lo straordinario a una baby-sitter e paga la visita per venire da me?

Quando il paziente arriva, in realtà, non trova quasi mai nessuno, al massimo incrocia il paziente precedente che esce. Si siede in un luogo caldo, accogliente, familiare e molto riservato, dove il tempo sembra fermarsi, dove si ha modo di raccogliere i propri pensieri, per poi trasferirli al medico, affinché possa capire a pieno come realizzare il progetto che abbiamo nella testa. I colori caldi e la musica di sottofondo, l'assenza della televisione o altre distrazioni, aiutano a trovare le parole giuste per entrare nella migliore sintonia col medico.

È il 3 di novembre, i riscaldamenti sono già roventi alle 10:00 di mattina, mentre fuori è una giornata un po' fredda e umida. L'infermiera Caterina accoglie la paziente successiva nella sua stanza. Quando assunsi Caterina mi rivolsi al Prof. degli infermieri dell'Università e gli chiesi: "Non cerco un'infermiera esperta, cerco una intelligente con l'amore per questo lavoro e per i pazienti e con tanta voglia di crescere".

Non avevo bisogno di una persona che sapesse fare tutto a modo suo o secondo insegnamenti di altri, bensì di una mente desiderosa di assorbire gli insegnamenti, rielaborali e migliorarli. Con lei il paziente si rapporta in programmazione dell'intervento, per la logistica pre e post. Spesso diventa loro confidente di fatti anche intimi. Ricordo una volta che la trovai immersa nel catalogare i ferri chirurgici in sala di sterilizzazione vicino alla sala operatoria, uscivano fuori dal pavimento solo le mani e il nasino: mi sembrava un topo! Da quel giorno la chiamo "topo".

Quella mattina accompagnò nel mio studio una giovane signora di 35 anni. È un avvocato che viene dal Nord Italia, suo marito e suo padre attendono alla reception di sotto per via del COVID-19. Non ha bisogno di presentazione né di frasi rompi ghiaccio: si presenta da sé con fare apparentemente deciso e inizia subito a parlare del suo problema.

Con l'eloquio che caratterizza la pratica forense, mi parla dell'insorgenza di disturbi riferibili alla diastasi dei muscoli retti addominali, ovvero alla loro separazione in seguito a due gravidanze, l'ultima delle quali terminata con taglio cesareo, e mi presenta un'ecografia addominale, che mostra una diastasi di circa 5 centimetri. Mi racconta del tanto peregrinare per poi arrivare a me e capire cosa consigliarle.

A questo punto solitamente mi prendo del tempo per porre qualche domanda: "C'è dell'altro?". "In che senso?" ribatté l'avvocato. "Intendo, come vede la sua pancia?". La signora mi disse che il suo disturbo maggiore lo avvertiva da maggio a settembre. Era solita trascorrere le vacanze in località di mare, in un balneare con i giochi per i bimbi e delle enormi vetrate a specchio.

Mi raccontò che aveva iniziato a sentire forte imbarazzo quando doveva entrare nel locale in costume, e si specchiava la pancia che protrudeva in avanti proprio come in gravidanza. Una volta il cameriere le fece addirittura le congratulazioni e da quel giorno era diventata un'ossessione per lei.

Condussi la signora in una parte adiacente alla zona colloquio dello studio, dove effettuo l'esame obiettivo. È un ambiente ancora più riservato, a cui si accede oltrepassando delle tende che sono tenute aperte a mo' di sipario.

Ci sono delle luci calde di diversa intensità e puntate in vario modo, per mettere in risalto diversi dettagli del corpo. Si creano dei giochi particolari di luci e ombre, per cui ogni difetto risulta visibile per poter essere da me intercettato e trattato. Ciononostante ci si sente protetti e scevri dall'imbarazzo, per questo devo ringraziare l'arredatore e scenografo Roberto, per aver portato tanti anni di esperienza nel mio studio.

La signora aveva una pancia dall'aspetto tondeggiante, come se un missile dall'interno volesse fuoriuscire, ma la pelle glielo impedisse. Quando estendeva il busto indietro, fuoriusciva una "pinna" longitudinale mediana, e quando invece lo fletteva in avanti, retraeva per lasciare spazio ad un grembiulino di pelle raggrinzita che si appoggiava sopra al pube.

A volte faccio specchiare il paziente per prendere consapevolezza di alcuni particolari ai quali non ha mai fatto caso. Questo avviene soprattutto nelle visite al seno, dove tipicamente si ha poca percezione dell'asimmetria dei capezzoli o nella direzione verso cui puntano, della distribuzione nello spazio della ghiandola mammaria e rispetto al muscolo pettorale, del rapporto fra lo sterno, il seno e le cartilagini costali, dove cioè andrà a poggiare l'eventuale protesi mammaria.

È un momento importante perché, se ad esempio ho la sola regione interna del seno di destra più piccola di quello di sinistra, non potrò mettere una protesi tutta più grande a destra rispetto a quella che impianterò a sinistra. Programmerò invece di effettuare una mastoplastica ibrida: ovvero prelevare del grasso da una regione corporea dove si è accumulato e trapiantarlo nel quadrante deficitario del seno, dopo aver posizionato le protesi mammarie.

Permettetemi una precisazione tecnica. Quando innestiamo del grasso sul seno (lipofilling), non lo posizioniamo nella ghiandola mammaria, che pertanto non viene minimamente toccata, bensì più in superficie, tra la ghiandola e la pelle.

Quando la paziente si sdraiò sul lettino iniziai a osservare l'addome: pelle sottile, smagliature peri-ombelicali, ombelico estroflesso, ma senza ernia, presenza di cicatrice da taglio cesareo e da appendicectomia. Alla palpazione apprezzavo fegato e milza ben posizionati, vescica piena, la pulsazione dell'aorta addominale al centro della pancia e il movimento dell'intestino tenue sotto le mie mani: la peristalsi.

Di solito la peristalsi si ausculta, non si palpa perché abbiamo uno strato di muscoli assieme al grasso sottocutaneo che ci impediscono di farlo. L'avvocato invece era un libro aperto per le mie mani, tanto era magra.

Quando chiesi di contrarre l'addome emersero i muscoli retti addominali che si andavano a ravvicinare senza toccarsi. E già: rimaneva uno spazio di alcuni centimetri, che potei misurare, altrimenti detto diastasi, dal quale protrudeva l'intestino tenue. Procedetti alla percussione della parete addominale, quindi ad auscultare col fonendoscopio.

Entrambe le procedure confermavano la presenza di abbondante aria nell'intestino: meteorismo.

Dal risultato del mio esame obiettivo emergeva, pertanto, una moderata diastasi dei muscoli retti addominali senza ernie associate, meteorismo intestinale con iper-peristaltismo e pelle in eccesso in addome inferiore con smagliature. Tradotto dal medichese: confermavo la diagnosi riferita dalla paziente ed accertata anche ecograficamente, escludevo patologie più urgenti quali ernie addominali, individuavo del gonfiore diffuso che sarebbe diminuito, ma non scomparso, con l'intervento.

L'avvocato sembrava felice, come se un giudice le avesse decretato una sentenza a suo favore, e accennò un sorriso. Era il sorriso di chi riceve conferma su ciò che ha sempre sostenuto e che qualcun altro invece le aveva forse negato. Chiese: "Quindi che si fa?", e ancora: "Possiamo far salire mio marito?". Avevo intuito che il coniuge sarebbe stato d'accordo per un eventuale intervento, solo se fosse stato giustificato da un motivo medico importante, non psicologico.

Spiegai che potevamo risolvere entrambi i problemi, estetico e funzionale, con l'unico intervento di addominoplastica. Durante l'intervento potevo migliorare l'aspetto delle smagliature sopra l'ombelico, con la tecnica del nano fat grafting, e portare via completamente quelle al di sotto di esso.

Accennai dell'esistenza di tecniche alternative come laparoscopia e similari, che però non asportavano il grembiulino di pelle flaccida e che probabilmente avrebbero necessitato l'inserimento di una rete biologica o sintetica, cosa non necessaria nella mia tecnica. Presi un pennarello dermografico e iniziai a disegnarle tutto l'intervento sulla pancia.

A quel punto bussò alla porta il marito. Caterina lo accolse e chiese se potesse entrare. La signora lo invitò a raggiungerla al lettino. Era un uomo attorno ai 40 anni, vestito elegante con una scarpa sportiva. Quando la vide tutta disegnata spalancò gli occhi, ed io lo anticipai: "La abbiamo operata".

Una risata generale ruppe il ghiaccio e la paziente espose al marito quanto avevo spiegato poco prima a lei. Fu un'ottima cosa, perché mi dimostrò di aver compreso cosa le avevo detto dall'inizio alla fine. Era una donna perspicace e prolissa come molti avvocati penalisti. Dal marito cercava comprensione, cercava di coinvolgerlo nella propria scelta. Sapevo che si sarebbe operata a prescindere, ma coinvolgerlo e portarlo "dalla sua parte" era importante per lei.

Passai all'elencazione delle possibili complicanze, delle percentuali in cui si potevano verificare e delle loro modalità di risoluzione. Arricchii il tutto col racconto di alcune esperienze personali vissute qualche giorno prima.

Sono solito usare un metodo nel fare le cose, perché fa diminuire la possibilità di sbagliare o omettere di valutare dettagli apparentemente inutili, ma assai importanti in una valutazione più generale del paziente. Tuttavia, non ho una gran memoria a lungo termine, quindi preferisco raccontare esperienze di un paio di settimane prima, sia perché il ricordo è ben vivido nella mia mente, sia perché rende ogni spiegazione diversa dalla precedente.

A quel punto la domanda secca del marito: "C'è la rianimazione?".

Ci tengo a precisare che la rianimazione è un atto medico più che un luogo. È l'atto del sostegno delle funzioni vitali effettuato dall'anestesista, la cui specializzazione si chiama "Anestesia e Rianimazione", il quale si avvale di un monitor, un respiratore e di farmaci per assistere un paziente in condizioni critiche. Questo atto viene effettuato in sala operatoria, qualora ce ne sia bisogno.

Quando ci sono pazienti con altre patologie preesistenti come insufficienze di fegato, rene, polmoni, e che hanno difficoltà a smaltire i farmaci, o che hanno problemi del ritmo del cuore, si preferisce dopo l'intervento non trattenerli nell'ambiente freddo di una sala operatoria, bensì trasferirli nel reparto di "Terapia Intensiva post-operatoria".

Con questo voglio tranquillizzare i lettori sul fatto che la differenza viene fatta dalle persone e non dalle cose, dall'anestesista e non dalla "rianimazione", dal sanitario e non dal "reparto", dal chirurgo e non dalla "chirurgia", dall'infermiere e non "dall'assistenza infermieristica". Si può morire nelle corsie di un reparto o di una sala operatoria del miglior ospedale al mondo, se non si ha disponibile un immediato trattamento da parte del professionista incaricato.

Quando risposi: "Sì, c'è la terapia intensiva nella clinica dove opero", il marito si sentì tranquillo. La prima cosa che faccio quando decido che è il momento di cambiare struttura dove opero è verificare lo standard assistenziale e le certificazioni della sala operatoria. Non basta la visione delle sale operatorie e dei macchinari, faccio un giro in reparto.

Voglio percepire se chi ci lavora è contento di farlo, se si respira un'aria familiare o ostile, rilassata o agitata. Se in terapia intensiva c'è qualche paziente ricoverato, come viene seguito. Se l'infermiere di turno ha sotto controllo la situazione di tutti i pazienti ricoverati. Se si respira un clima di malattia, o di riposo. Relax è la sensazione che voglio venga trasmessa, perché il paziente è colui che patisce una sofferenza fisica o psichica, e che pertanto va accolto e non ammesso in ospedale.

Il giovane avvocato si rivestì e tornammo attorno la scrivania. Cercai di ricomporre in modo accurato la sua storia medica, le visite fatte in precedenza, i farmaci, le allergie, l'esperienza passata con l'anestesia, le sue abitudini sportive ed alimentari.

Aggiunsi qualche domanda per capire se fosse chiaro il risultato che si poteva raggiungere e quello che non si poteva raggiungere. Fui piacevolmente sorpreso quando il marito domandò: "Per prenotare l'intervento come dobbiamo fare?". "L'infermiera Caterina le fornirà i nostri recapiti e le spiegazioni logistiche sui tempi e modi dell'intervento" risposi. "Vorrei altresì che ci pensaste bene a casa fra voi nei prossimi giorni, valutaste i vari aspetti, leggeste gli opuscoli informativi che vi lasciamo e poi eventualmente ci richiamaste".

Ho piacere che i pazienti si prendano tempo per riflettere, per comprendere ciò che ho detto loro, per essere pienamente convinti della loro scelta. Un saggio uomo mi disse: "Non promettere quando sei felice, non rispondere se sei arrabbiato, non decidere se sei triste e non agire se non sei convinto".

A volte si esce dalla porta del mio studio con le idee molto chiare su ciò che si vuole, sulla strada da percorrere per realizzare il proprio sogno.

Ho visto donne esaltare di gioia soltanto perché sarebbe stato possibile portare a compimento il progetto che avevano realizzato nella loro mente. È la situazione migliore: come il cliente che vuole costruirsi la casa dei suoi sogni, parla con il coniuge, cerca sul web nei siti immobiliari, si costruisce nella testa la sua casa a misura d'uomo o di famiglia. Poi va dall'architetto e quando capisce che è possibile materializzare la sua idea esulta di gioia. È quello che accade nei pazienti ben informati.

Altre volte si esce delusi. Ricordo il caso di una ragazza di 23 anni che scoppiò a piangere di fronte alla mamma quando realizzò che per raggiungere quel determinato risultato, avrebbe dovuto accettare lunghe cicatrici nel suo seno. Difficilmente c'è un compromesso in medicina, la scienza purtroppo non è democratica, ma è fatta di esperimenti, numeri e dati basati sull'evidenza. E io su questo non transigo.

Quando scrivevo articoli scientifici e li mandavo ai revisori per approvazione, trovavo dei muri altissimi da superare, colleghi di altre parti del mondo, scienziati che avevano come unico obiettivo quello di trovare qualche falla nel mio articolo che non potesse essere giustificata con statistiche, numeri ed evidenze.

Questo mi ha insegnato il rigore nel fare le cose, lo stesso rigore che un paziente implicitamente si aspetta dal proprio medico, lo stesso rigore col quale non è possibile accondiscendere a una richiesta tecnicamente scorretta: sollevare il seno riempiendolo.

La ragazza era dimagrita dopo un'adolescenza tribolata. Data la giovane età, la pelle era retratta bene in quasi tutto il corpo, fuorché nel seno. Immaginate una ragazza biondina, occhi verde mare, lineamenti delicati, media altezza, fisico atletico, pelle lucida moderatamente abbronzata, pochi accessori, un piccolo tatuaggio che si intravede nel fianco, un profumo fresco. Un modo di parlare lento, a voce bassa, occhi che puntano spesso in basso a sinistra come incentrati al ricordo dell'adolescenza, ma con seni penduli e fatti solo di pelle scesa lungo la parete toracica.

Mi raccontò del momento in cui aveva deciso di dimagrire e mettersi sotto con la palestra e l'alimentazione, di quando andava alle feste e vedeva ragazze meno belle di lei, ma con vestiti scollati che lei non poteva permettersi; della rabbia perché non se li sarebbe mai potuti permettere. Era arrivata anche a pensare di riacquistare peso per riempire il suo seno, finché un giorno non vide il seno di un'amica in doccia tanto tonico: aveva fatto una mastoplastica additiva.

Aveva una forma morbida in alto, sul decolleté, e poi sotto era pieno e tondo, col capezzolo piccolo e che, con turgore, puntava in avanti e lievemente all'insù. Si era fermata a parlare con la ragazza, le aveva fatto vedere anche la cicatrice, nel suo caso nel solco sottomammario, appena percettibile ad un occhio esperto. Un vero sogno.

La ragazza venne da me con il progetto mentale del seno dell'amica sul proprio corpo atletico. A volte le pazienti mi mostrano le foto di ciò che piace e ciò che non piace. Il che mi aiuta a capire meglio il loro progetto, ciò che vogliono che io realizzi per loro.

Durante la visita per il seno, spesso, effettuiamo simulazioni 3D di come sarà il nuovo seno della paziente. Facciamo indossare un reggiseno con una tasca nascosta in cui inseriamo misure progressivamente maggiori di protesi di prova e facciamo specchiare la paziente vestita col decolleté che vorrebbe.

Questo ci aiuta oltremodo a capire il suo progetto, quindi se e come possa realizzarlo. Se ci siano dei limiti corporei da rispettare, se sia meglio inserire una protesi tonda o a goccia, liscia o micro-testurizzata, al silicone, al poliuretano, o al borosilicato. Se sia consigliato passare dall'areola, dall'ascella o dal solco sottomammario. Se la protesi debba essere posizionata sotto la ghiandola o sotto al muscolo o ancora in tecnica dual plane. Se sia possibile allattare, affrontare una gravidanza, se la sensibilità al capezzolo sarà come prima o diminuita. Quanto sarà necessario estendere le cicatrici.

Nel caso in questione, nel progetto mentale c'era un seno con cicatrice invisibile, come quella dell'amica. La sua amica, tuttavia, aveva un seno solo piccolo prima dell'intervento, e non svuotato e sceso con pelle anelastica. Lei aveva addirittura delle smagliature sul seno, che in maniera centripeta si dirigevano all'areola, segno di un tessuto che aveva perso l'elasticità. La giovane paziente credeva che sarebbe bastato inserire una protesi mammaria per avere lo stesso risultato della sua amica.

A questo proposito ho creato un semplice test che potete effettuare da casa e trovare nel mio canale youtube (https://www.youtube.com/watch?v=UX3bkA7tMhk), in cui basta appoggiare una penna sferica sottile e liscia sotto al seno: se cade è sufficiente effettuare la mastoplastica additiva, se invece si tiene, bisognerà fare anche la mastopessi.

Quando le spiegai che, per ottenere il miglior risultato possibile, avrei dovuto farle la mastopessi con protesi, ovvero sollevare anche il seno, non solo riempirlo, e che questo intervento avrebbe comportato estese cicatrici dal solco sottomammario, fino attorno a tutta l'areola, scoppiò in lacrime.

Come uno specchio che si frantuma, così un sogno che si infrange, il suo progetto mentale crollò, come un castello di sabbia all'arrivo dell'onda. Il suo pianto mi rattristò.

Avete presente quando ascoltate la canzone che rispecchia precisamente il vostro stato d'animo? Ricordo che in quell'istante dalla musica nella sala d'attesa si sentiva appena la canzone "Sally" di Vasco Rossi.

"Capisco Alessia che le cicatrici sono qualcosa di inaspettato, credimi se potessi farei volentieri a meno di fartele, ma non per questo il seno sarà meno attraente di quello della tua amica. Le cicatrici si possono trattare, mascherare, dermopigmentare, affinché diventino appena percettibili. Oggi hai capito che una protesi da sola non risolve il tuo problema, ma lo amplifica. Che sei hai in programma una gravidanza a breve è bene procrastinare l'intervento, e che per diversi mesi dopo l'operazione sentirai la pelle del seno un po' addormentata.

Hai tuttavia anche capito che potrai avere il seno che ti meriti, in grado di valorizzarti e che farà tornare a brillare i tuoi occhi stupendi. Sei consapevole di cosa ti costa operarti e cosa ti costa rimanere così."

Non so se Alessia avesse realmente compreso il mio discorso, ma annuì con l'aria di chi incassa un duro colpo. Dopo alcuni minuti in cui il dialogo si svolse tra la mamma e me, la accompagnai alla porta che aveva ancora gli occhi lucidi e rossi come il mare al tramonto d'estate.

Non rividi più Alessia. Forse non era riuscita ad accettare le cicatrici, forse ci stava ancora pensando, forse aveva trovato altri suoi punti di forza e avrebbe atteso una o più gravidanze per poi sistemare il seno alla fine degli allattamenti. La mia giornata si concluse con quella triste sensazione che provi quando deludi qualcuno, nella consapevolezza di aver dato il migliore dei consigli possibili ad Alessia.

Pochi giorni dopo il pianto di Stefania. Ragazza di 36 anni, mamma di due figli, si presenta nell'ambulatorio accompagnata dal marito e dalla madre di 63 anni. Una cosa accomunava le due donne: il naso. Avevano il naso con punta cadente e gobba pronunciata, specie la mamma.

Entrambe con una specie di complesso, forse la mamma lo aveva trasmesso alla figlia, non risolvendolo neanche lei. Vero è che non si addiceva molto ai lineamenti delicati nordici di entrambe.

Avevano una paura folle dell'intervento: paura che riuscisse male, che potesse stravolgere l'immagine di sé allo specchio, di soffocare durante l'operazione, paura dei tamponi, del dolore, dell'anestesia. Avevano letto della tecnica del Rinofiller, le incoraggiava il fatto che fosse reversibile, quasi scevra da rischi a fronte di un risultato visibile molto soddisfacente. Volevano provare. Indagai sulle possibili comorbidità e farmaci assunti, specie dalla madre, ma non accertai alcuna controindicazione al trattamento.

L'infermiera condusse per prima la mamma di Stefania nello studio fotografico: è una stanza con dei riflettori, luce calda e un fondale nero e all'occorrenza bianco, dove effettuiamo foto pre-trattamento che poi possano essere confrontabili col post-trattamento. In quel momento alcuni pazienti riferiscono di sentirsi VIP. A quel punto li ringrazio per essersi prestati per la foto.

Dopo la foto ci trasferiamo nell'ambulatorio chirurgico. È uno ambiente con luce bianca, decisamente dal tono più freddo, profuma di un gran pulito misto a disinfettante. Nel periodo della pandemia da Coronavirus l'odore è un po' pungente a causa di un disinfettante virucida speciale che usiamo per sanificare in maniera ancora più sicura.

Sarà la luce o l'odore, il paziente ha sempre un qualche timore ad allungarsi la prima volta su quel lettino e sto ancora valutando di cambiare lettino, se solo avessi la certezza che cambiasse qualcosa.

Ricordo che il prof. Norbert Pallua, quando ero ad Aquisgrana, eseguiva i trattamenti di medicina estetica di fronte a un divano, facendo accomodare la paziente su una chaise longue bianca sopra un tappeto nero. Non gli ho mai chiesto come potesse essere a norma igienica tutto ciò, fatto sta che il ricordo di quei pomeriggi passati con lui mi appare sempre come rilassante.

Dopo essersi comodamente allungata, l'infermiera applica della crema anestetica e, dopo qualche minuto, siamo pronti per le iniezioni di acido ialuronico, che porteranno alla materializzazione del risultato previsto.

Ci sono alcuni pazienti che percepiscono maggior dolore e altri meno: ho imparato che il giusto dialogo col paziente modula la sua percezione del dolore. Alcuni pazienti vedono aprirmi completamente con loro in quella circostanza. Mi viene naturale per farmi sentire sulla loro lunghezza d'onda, farli fidare completamente di me, nella consapevolezza che non farò loro del male, seppur sentiranno qualche inevitabile fastidio.

Quando possibile effettuo anche un'anestesia locale, come dal dentista, affinché il trattamento sia completamente indolore. Il bello è che dopo pochi minuti il paziente si alza e si guarda allo specchio e si appalesa il cambiamento. La signora esclamò: "Oh mamma! Che figata". Detto da una signora di 63 anni, vi assicuro che fa un certo effetto.

Stefania era eccitata dall'idea di poter ottenere un risultato come quello della mamma e balzò sul lettino, non appena la mamma tornò nel primo studio davanti la scrivania. Sapevo di poter dare a

Stefania un risultato ancora migliore che a sua madre. I tessuti del naso infatti con l'età diventano più duri, meno elastici, le cartilagini crescono mentre la pelle si assottiglia. Risultato: un minuscolo errore nell'infiltrare l'acido ialuronico non ti viene perdonato e l'effetto fake si appalesa.

Nei nasi più giovani invece, il gioco è un po' più facile, gli angoli sono smussati dalla consistenza dei tessuti molli, tecnicamente il tegumento; quindi a parità di conformazione nasale è ragionevole attendersi un risultato più eclatante. E così fu.

Erano le 9:50 di una mattina soleggiata di giugno, quando sullo specchio dello studio 3 vidi brillare di gioia gli occhi lucidi di Stefania. Per 36 anni si era sentita inadeguata, di fronte a una macchina fotografica, sospettosa dinanzi a un telefonino atto a riprenderla, osservata nel profilo quando faceva la fila alla cassa o in chiesa per ricevere la Comunione.

Con lei la felicità della mamma. Di rimando, l'allegria del marito. Gli studi erano diventati il tripudio di gioia, grazie a una tecnica che, magicamente, aveva cancellato in pochi minuti anni di insicurezze. La commozione di Stefania era diversa dalle lacrime di Alessia, come anche da quelle di Carlotta. Chi è Carlotta? Lo scoprirete nel prossimo Passo.

RIEPILOGO DEL PASSO 2:

- **Segreto n. 1:** La sala d'attesa dello studio non è mai affollata. I colori caldi e la musica di sottofondo, l'assenza della televisione o altre distrazioni, aiutano a trovare le parole giuste per entrare nella migliore sintonia col medico.

- **Segreto n. 2:** Mastoplastica ibrida. Prelevare del grasso da una regione corporea dove si è accumulato e trapiantarlo nel quadrante deficitario del seno, dopo aver posizionato le protesi mammarie.

- **Segreto n. 3:** Quadro clinico più comune dopo la gravidanza: diastasi dei muscoli retti addominali senza ernie associate, meteorismo intestinale con iper-peristaltismo e pelle in eccesso in addome inferiore con smagliature.

- **Segreto n. 4:** La rianimazione è un atto medico più che un luogo. È l'atto del sostegno delle funzioni vitali effettuato dall'anestesista, la cui specializzazione si chiama "Anestesia e Rianimazione", il quale si avvale di un monitor, un respiratore e di farmaci per assistere un paziente in condizioni critiche.

- **Segreto n. 5:** Relax è la sensazione che voglio venga trasmessa, perché il paziente è colui che patisce una sofferenza fisica o psichica, e che pertanto va accolto e non ammesso in ospedale.

- **Segreto n. 6:** A volte si esce dalla porta del mio studio con le idee molto chiare su ciò che si vuole, sulla strada da percorrere per realizzare il proprio sogno. Altre volte si esce delusi: non è possibile accondiscendere ad una richiesta tecnicamente scorretta.

- **Segreto n. 7:** Spesso le pazienti mi mostrano le foto di ciò che piace e ciò che non piace. Il che mi aiuta a capire meglio il loro progetto, ciò che vogliono che io realizzi per loro.

- **Segreto n. 8:** Lo studio fotografico è una stanza con dei riflettori, luce calda e un fondale nero e all'occorrenza bianco, dove effettuiamo foto pre-trattamento che poi possano essere confrontabili col post trattamento.

- **Segreto n. 9:** I tessuti del naso con l'età diventano più duri, meno elastici, le cartilagini crescono mentre la pelle si assottiglia. Risultato: un minuscolo errore nell'infiltrare l'acido ialuronico non ti viene perdonato e l'effetto fake si appalesa.

Passo 3:

L'intervento

Carlotta è la una mamma di due bimbe che si racconta così: "Si arriva in un momento della vita dove la felicità ti avvolge, tutto intorno ti appare colorato, ma dentro ti senti vuota, inutile. Sono una mamma orgogliosa di avere due splendide bimbe, mi ritengo una persona sincera, affettuosa, altruista, ma nello stesso tempo triste, perché la vita mi ha messo a dura prova facendomi incontrare la persona sbagliata che avrebbe dovuto essere al mio fianco per sempre, ma non è andata proprio così.

Questa persona ha avuto il potere di criticare il mio aspetto fisico, che si era modificato in seguito alle gravidanze, alla mia pancia diventata "flaccida", al mio seno svuotato dall'allattamento, insomma il mio livello di autostima era divenuto pari a zero.

Dopo aver eseguito il cesareo nell'ultima gravidanza, a distanza di un anno mi sentivo sempre gonfia, ero diventata intollerante al cibo, così un bel giorno decisi di prenotare una visita a titolo informativo dal dottor Luca Grassetti, con la speranza di trovare una soluzione al mio grande problema.

Credo nel destino, ma soprattutto credo nel fatto di aver incontrato la persona giusta al momento giusto, e di aver visto uno spiraglio di luce nella mia vita. Era il mese di agosto, quando mi sono recata ad Ancona nell'ambulatorio del dottore. Vengo accolta alla porta da due persone solari, amichevoli, mi ha dato subito l'impressione di conoscerle da sempre: il dottor Luca e la sua splendida assistente Caterina.

La visita che ha dato la risposta a tutti i miei problemi. Mi viene diagnosticata una diastasi addominale di 12 cm, che se non curata sarebbe peggiorata favorendo anche ernie ombelicali ed epigastriche. La professionalità del dottore era indiscutibile, mi sono sentita subito sicura nelle sue mani, una sensazione bellissima. È arrivato poi il momento di parlare del mio seno, un tasto dolente per me, non mi piacevo più. Mi vergognavo di indossare costumi, vestiti scollati, persino un momento di intimità era diventato un trauma.

Il dottore dopo aver effettuato un accurata visita, mi ha mostrato, con il computer, come sarebbe diventato il mio seno, dopo l'operazione: semplicemente fantastico. La mia fiducia era stata conquistata dal dottor Luca e dalla sua fantastica assistente Caterina. Così decido all'istante di prenotare la mia operazione, senza nessun dubbio, solo tanta voglia di riprendere in mano la mia vita.

Trascorso un mese, un bel giorno mi arriva un messaggio del dottor Luca sul cellulare, il quale mi informa che era stata fissata la data dell'intervento, il 22 Novembre. L'adrenalina che saliva, mi sentivo coinvolta da mille emozioni. Non lo dimenticherò mai. Quella data rimarrà sempre impressa nel mio cuore, perché ha segnato un momento fondamentale nella mia vita, il cambiamento, la mia rinascita, ma soprattutto perché in quello stesso giorno, onor della sorte, era nata la mia seconda bimba e tutto questo per me aveva un senso, un significato".

Ricordo questa fantastica donna il giorno della visita, venne anche lei accompagnata dal marito: un signore un po' più grande di lei e con corporatura robusta, vestito con pantalone e maglione.

Dall'aspetto pacifico e rilassato, aveva assistito a tutta la visita senza troppo coinvolgimento, quasi da spettatore esterno. Carlotta percepivo invece che era emozionata. Quando le illustravo la strada che avremmo dovuto percorrere per raggiungere quel determinato risultato, leggevo nei suoi occhi l'intensa voglia di trovarsi già lì. Desiderava l'intervento 10/10. Uscì dallo studio e il giorno seguente chiamò per prenotare l'operazione.

Il 22 Novembre arrivò in clinica accompagnata dal marito. Quando l'ascensore del reparto si aprì, udii la voce di Carlotta esclamare: "Wow". Subito dopo apparve l'infermiera Sara con la cartella clinica in mano, quindi Carlotta e suo marito. Sara li condusse nella loro suite, dove c'eravamo io e l'infermiera Caterina ad attenderli. Ancora una volta percepivo la differenza di stato d'animo tra Carlotta, estremamente agitata ma felice, e suo marito, molto sereno e distaccato.

Sono momenti particolari in cui i pazienti vivono un misto fra ansia, felicità e agitazione. La maggior parte parla poco e ha il cuore che batte forte. Io cerco di sdrammatizzare con un sorriso e toccandole una spalla. Spesso faccio qualche battuta che in altre circostanze non farebbe ridere nessuno, sembra che in quella situazione comunque funzioni. Sarà che ridono per compiacermi?

Di fatti, a voi posso confessarlo, sono sempre molto rilassato e felice il giorno dell'intervento, perché rappresenta l'atteso coronamento di tutto un percorso personale che trova la massima forma di espressione nell'atto chirurgico.

L'infermiera Caterina è molto più empatica di me, specie con le donne: le aiuta a spogliarsi, a indossare le calze anti-trombo, a prendere la pancera e il reggiseno post-operatori, si fa carico delle loro emozioni ascoltandole.

A un certo punto arriva l'anestesista Mauro. È un uomo di 48 anni, con 18 anni di sala operatoria ospedaliera e rianimazione clinica alle spalle, e una tradizione familiare di anestesisti più che centenaria. Ha la capacità di far irruzione nella stanza nel momento più inopportuno, tipicamente quando la paziente si spoglia o esce dal bagno. Ha altrettanta capacità di sdrammatizzare la situazione e un raro talento nell'entrare in piena empatia col paziente.

Hai una Mini come auto? Anche sua moglie ha la Mini e ti racconta di quanto ci si divertono. Hai la passione per la moto? Anche lui ha uno moto e gli piace andare a fare enduro la domenica. Hai due figli? Anche lui ha due figli e sono anche gemelli ai quali è molto legato e se oggi è qui è per loro. Hai la mamma apprensiva che ti chiama da casa in continuazione il giorno dell'intervento? Anche sua madre lo chiama proprio quando è in sala operatoria, e così via: l'ho visto entrare in contatto anche con i pazienti più diffidenti ed introversi, farli rilassare e poi addormentare col sorriso.

Scrisse la signora Elisabetta: "Sono una persona tanto ansiosa, eppure ricordo quel 9 Febbraio col sorriso. Io quando parlo del mio intervento, ne parlo col sorriso."

Carlotta ha tolto i vestiti, è rimasta solo con lo slip, e mi accingo a disegnare il suo seno e la sua pancia. È il momento tecnicamente più importante: "Failing to plan, you are planning to fail" diceva Benjamin Franklin.

Per questo chiedo alla paziente di non parlare, perché un respiro di troppo o una mano che si alza per gesticolare inconsciamente, mi può trarre in errore anche di un centimetro nella pianificazione delle incisioni chirurgiche in sala operatoria. Durante questo momento ho visto diverse pazienti sentirsi svenire (lipotimia vaso-vagale).

Quando vediamo il paziente ammutolire e sbiancarsi, ci interrompiamo e lo facciamo allungare a letto. Ciò non accadde a Carlotta che invece era scherzosa e grata di essere lì in quel momento. Si vedeva che si stava godendo il momento, come chi diventa attore protagonista della scena. Credo che sia questo lo stato d'animo migliore per affrontare l'intervento: goderselo. È il traguardo di un percorso raggiunto spesso con sacrifici e fatiche, è il vostro momento. Non a caso in Inghilterra la sala operatoria si chiama "teatro".

Dopo aver stretto la mano al marito, Carlotta viene portata in sala operatoria con cuffietta calzari, mascherina e camice. L'intervento programmato è il mommy make over, ovvero il restauro di seno e addome, segnati dopo due parti.

Solitamente si ha una separazione dei muscoli retti addominali con pelle flaccida in eccesso che si adagia sopra il pube, assieme allo svuotamento del seno che si appoggia cadendo sulla parete toracica. Un'addominoplastica e una mastopessi con protesi risolvono definitivamente entrambe le problematiche.

Quando arrivo in sala operatoria Carlotta è già sul lettino con Caterina che le tiene la mano, Mauro che la accarezza somministrandole una buona quantità di ossigeno e gli infermieri di sala che stanno allestendo il tavolo operatorio e i servitori.

Aveva gli occhi lucidi e quando mi vide arrivare mi sorrise. Un anno dopo mi scrisse: "Ero molto agitata, ma nello stesso tempo sicura di ciò che stavo facendo, volevo cambiare la mia vita in meglio, solo il dottor Luca aveva il potere di farlo, perché mi fidavo cecamente di lui".

Prima di cadere nel sonno profondo, molte mamme pensano ai loro figli e scoppiano a piangere. In quel momento alcune pensano a chi baderà a essi se non si dovessero svegliare dall'anestesia.

In quell'istante, è inutile spiegare perché non dovrebbero preoccuparsi di non svegliarsi, è certamente più efficace di mille parole accarezzarle o stringere loro una mano. A voi lettori invece posso spiegarlo!

Il miglior modo per superare la paura dell'intervento è chiedersi: cosa specificatamente mi fa paura? Cosa posso fare per vincere questa paura? Una volta individuato l'oggetto della paura, si può rivolgere la domanda al medico. Il nostro compito sarà quindi quello di spiegare se è reale la possibilità che una cosa possa accadere (spesso le paure sono del tutto infondate o leggende metropolitane), con quale probabilità, quale manovra si metterà in atto nel momento in cui si dovesse verificare, quale saranno gli esiti.

Spesso la paura è dell'anestesia, di perdere il controllo, di non svegliarsi. Non pensiamo tuttavia a quanto siamo vulnerabili quando dormiamo a casa la sera da soli senza nessuno che veglia su di noi. Diciamocelo: ci sentiremmo più protetti se potessimo avere tutte le notti un anestesista rianimatore, un paio di chirurghi, due o tre infermieri che ci assistono attorno al letto?

Sembrerà strano, ma non credo esista luogo più sicuro di una sala operatoria. Non dovremmo forse sentirci più agitati e in balia del caso quando entriamo in autostrada? In verità l'essere umano è spaventato dal cambiamento in sé, più che dalla pericolosità della situazione che comporta il cambiamento.

La paura più fondata è certamente quella dell'emorragia. È una complicanza che nell'addominoplastica si verifica nell'1% dei casi, e in una donna su 200 che si sottopone a mastoplastica additiva. È successo anche a me. Solo chi non opera non ha complicanze. Diffidate di chi afferma di non avere complicanze o di chi vi assicura che la complicanza non si verificherà. Sarebbe come se il vostro consulente finanziario affermasse che il titolo azionario che avete acquistato domani sicuramente non crollerà.

Non possiamo prevedere il futuro, possiamo però metterci nelle condizioni di operare in sicurezza, conoscendo tutte le complicanze possibili per quell'intervento, sapendole riconoscere subito e quindi intervenendo tempestivamente per risolverle. Non esistono complicanze impossibili, esistono complicanze prevedibili, prevenibili e risolvibili.

Era il 15 dicembre e dopo la seduta operatoria ero andato a cena con Mauro e Caterina. Al rientro in Clinica, verso le 23:00, l'infermiera di reparto ci dice che la paziente Valeria si sente svenire e nei drenaggi c'è parecchio sangue. Vado in camera, Valeria è pallida e la pancia fa male. Apro la pancera: l'addome è duro e teso. Sospetto un ematoma.

Attivo la procedura di urgenza, in meno di 20 minuti siamo di nuovo in sala operatoria. Alle 2 di notte Valeria è di nuovo in camera, sta bene. A causa di un rialzo pressorio repentino conseguente alla brusca alzata dal letto nel post-operatorio, un piccolo vaso sanguigno che perforava la fascia muscolare si era riaperto. In poche ore si era formato un ematoma. In questi casi non c'è terapia medica che serva: bisogna chiudere la fonte di sanguinamento.

Non fu necessario nemmeno trasfondere del sangue a Valeria, perché la tempestività del nostro intervento era stata la miglior terapia. Tuttavia, chiedo sempre il valore dell'emoglobina ai pazienti in visita, ovvero il parametro che misura il trasportatore di ossigeno nel sangue per gli organi, o se sanno di essere anemici. In tal caso, bisogna curare l'anemia mesi prima dell'intervento, per poter fronteggiare il giorno dell'operazione eventuali complicanze senza ricorrere alla trasfusione.

Nel settembre 2019, in occasione del Congresso nazionale della Società Italiana di Chirurgia Plastica Ricostruttiva Rigenerativa ed Estetica (SICPRE), ho vinto la borsa di studio destinata ai giovani chirurghi under 40, presentando proprio la mia casistica personale sulla gestione delle complicanze da addominoplastica.

La commissione composta da emeriti colleghi universitari e ospedalieri, ha riconosciuto il gran valore educativo della mia presentazione.

Ringrazio anche Valeria per questo e per le parole che nelle settimane successive mi scrisse: "Buongiorno Doc, l'ultima volta che ho visto la mia pancia così avevo 23 anni. Quindici mesi e 3 figli dopo, mi sono ritrovata tutt'un altro corpo e non è stato semplice. Diciamo che non avevo il tempo di pensarci con 3 meravigliosi marmocchi da crescere. L'ho accettato e non ho mai rinunciato al bikini, ma oggi, a 40 anni, mi sento di nuovo libera.

Libera dallo sguardo di passiva rassegnazione, libera di mostrare di nuovo un ombelico. Sono davvero molto contenta del risultato finale. Non mi sembra vero. Lo rifarei un milione di volte, anche a fronte della complicanza. Grazie per la sua pazienza e professionalità. P.S.: Mi sento molto bene e non vedo l'ora di sfoggiare il bikini. Forse è per questo motivo che oggi continua a piovere".

Alle ore 14:00 del 22 Novembre Carlotta si sveglia in sala operatoria. Racconterà: "L'operazione ha avuto una durata di 5 ore. Avevo effettuato addominoplastica e mastoplastica. Al mio risveglio ho trovato accanto a me il dottor Luca e Caterina, l'anestesista e tutte persone fantastiche che mi chiedevano come stavo: io mi sentivo benissimo. Osservavo il mio seno, quel seno che avevo sempre sognato, e la pancia.

Sono scoppiata in un pianto liberatorio di gioia, un'emozione che ancora oggi ricordo e che non dimenticherò mai. Dopo qualche ora mi sono alzata dal letto, camminavo senza nessun tipo di dolore, non mi sembrava vero, tra un'operazione e l'altra il dottor Luca e Caterina passavano a vedere come stavo.

Avevo fatto la cosa giusta e questo mi rendeva serena".

Alla fine di un lungo intervento corro in bagno e a bere, mi lavo il viso e quando rientro in sala spesso il paziente è già sveglio e sulla barella pronto per tornare in reparto. Caterina e Mauro mi confidarono che Carlotta, appena sveglia, ancora sotto effetto farmacologico, aveva loro confessato che suo marito la tradiva con un'altra. Anche per questo aveva deciso di fare l'intervento. Per lei la cosa più importante era la famiglia e sperava di piacersi di più e di piacere di più a suo marito.

Purtroppo le cose non andarono proprio così, il marito fu presente ai primi controlli post-operatori, poi non lo vedemmo più. Carlotta ci confessò che a seguito di altri recenti tradimenti, aveva trovato il coraggio di riprendere in mano la propria vita e porre fine a questa sofferenza. L'intervento l'aveva aiutata a trovare l'autostima e l'amor proprio necessari per affrontare il problema in modo definitivo.

A distanza di 7 mesi un giorno mi scrisse: "Grazie per avermi supportata nel passo più difficile della mia vita, per avermi fatto riappropriare di una vita che diversamente sarebbe continuata ad andare nel verso sbagliato, le mando queste foto in costume perché voglio condividere con lei questi momenti di felicità. Non bastano aggettivi per descrivervi: siete diventate persone importanti nella mia vita. Quando mi specchio mi vedo bella, mi piaccio, mi piace vestirmi aderente: per me è stato l'inizio di una nuova vita."

Per chi vuole vedere un video divertente sul cambiamento ingenerato dall'intervento, suggerisco questo https://www.youtube.com/watch?v=k41zZEwGEGc&pbjreload=1 01.

Cosa si prova nelle ore immediatamente successive all'intervento? Un gran senso di pace e serenità. Inizialmente estremo benessere per l'effetto di alcuni farmaci ancora in corso. Poi, lentamente, ci si alza per andare in bagno e cenare.

Si va a dormire sereni e il giorno dopo si avverte qualche bruciore e qualche doloretto. I tipi longilinei di solito si sentono fiacchi, per questo consigliamo di bere molto.

I medici d'esperienza in Germania consigliano Coca Cola. Non è uno scherzo, dopo l'intervento può essere un vero toccasana per svariati motivi.

La mattina successiva passiamo per la medicazione e l'eventuale dimissione, salvo complicanze. A seconda del tipo di intervento effettuato e dal tipo di pancia o seno, in relazione alla quantità di liquido presente nei drenaggi, si deciderà di rimuoverli o andare a casa e tenerli accanto a noi in una busta per qualche giorno. Quando apriamo la pancera e il reggiseno i pazienti si sentono liberi e nello stesso tempo più vulnerabili.

Da li a poco espressioni di gioia prima della dimissione: "Quando il dottore aprì la pancera non credevo ai miei occhi, il risultato era già di gran lunga superiore alle mie aspettative, e la mia mente volava nei camerini dei negozi, negli spogliatoi della piscina, nel lungomare d'estate, nella Spa d'inverno, nelle scatole della cabina armadio dove avevo accantonato i miei vestiti aderenti più belli. In quel momento mi sentivo come se mi avessero fatto una vera e propria iniezione di autostima. Il miglior regalo che potessi fare a me stessa".

RIEPILOGO DEL PASSO 3:

- **Segreto n. 1:** L'atteggiamento giusto per affrontare l'intervento è goderselo.

- **Segreto n. 2:** Il miglior modo per superare la paura dell'intervento è chiedersi: cosa specificatamente mi fa paura?

- **Segreto n. 3:** Una volta individuato l'oggetto della paura, si può rivolgere la domanda al medico.

- **Segreto n. 4:** Diffidate di chi afferma di non avere complicanze o di chi vi assicura che la complicanza non si verificherà. Non esistono complicanze impossibili, esistono complicanze prevedibili, prevenibili e risolvibili.

- **Segreto n. 5:** Cosa si prova nelle ore immediatamente successive all'intervento? Un gran senso di pace e serenità.

Passo 4:

I Controlli

"Esiste in taluni, una convinzione antica e indotta, di non andare mai bene fisicamente, associando questa convinzione anche psicologicamente. Cresci così nella certezza di non essere mai bella anche se dentro di te hai un mondo da donare di bellezza. Un giorno, scrutando il tuo specchio interiore riesci a guardarti per quello che sei, decidendo di far coincidere la bellezza interiore, che appartiene a tutti noi, con quella esteriore. La strada da percorrere è farsi aiutare usando la chirurgia plastica per correggere la parte di te, che non ti fa sentire a tuo agio.

Arriva il momento in cui, dopo una vita passata a nasconderti camminando sempre tre passi dietro le tue amiche, mimetizzandoti con vestiti abbastanza larghi per non farti notare, decidi di cambiare. Dopo l'intervento di chirurgia plastica è come se quei lacci che ti tenevano ancorata in una convinzione psicologica deleteria, si fossero slegati rendendoti libera.

Cominci a guardarti diversamente, ti senti bene psicologicamente, cammini finalmente non dietro le amiche ma di fianco, sei più sicura quando ti siedi senza curvare le spalle per nasconderti, alzi la testa quando cammini e ti senti come se la vita ti avesse donato un'altra occasione per amarti.

L'approccio al mio primo intervento di chirurgia plastica, l'ho vissuto come attesa di un evento di magnifico dono. L'intervento è molto sereno, tranquillo e non stressante, nemmeno dopo l'operazione. Prima di entrare in sala operatoria mi ricordo il sorriso del mio Chirurgo che tranquillizzandomi diceva che andrà tutto bene.

Ti svegli ritrovando il sorriso del chirurgo ed è veramente andato tutto bene, è tutto finito così, in un attimo, è una sensazione bellissima. La bellezza è che tornando a casa sei felice, ti guardi e sei semplicemente felice. La cosa più giusta che abbia mai fatto in vita mia, prendermi cura di me stessa amandomi, facendomi aiutare da chi ama la bellezza".

Seguo Lorella da quasi 10 anni, dal giorno in cui si è affidata a me per il primo intervento, ha continuato a mantenere i risultati ottenuti con piccoli ritocchi di medicina estetica che, se eseguiti regolarmente, mantengono e amplificano i risultati, prevenendo i segni dell'incedere del tempo.

Lorella è un architetto, follemente innamorata di suo marito che è sempre presente al suo fianco, in visita, ai controlli, in sala operatoria. La supporta in ogni cosa la faccia sentire meglio. Sono felicemente innamorati dopo tanti anni di matrimonio e ciò traspare degli occhi che brillano quando si guardano: ogni volta sembra la prima volta.

Raffinata, elegante, con profumo di terre orientali e accento nordico, a distanza di un mese dall'intervento mi lasciò una recensione su Google dove scrisse: "La percezione negativa del mio corpo ha cambiato prospettiva. Oggi mi sento come quella statua che amo di Canova Amore e Psiche, dove la bellezza esteriore si è riconciliata con la bellezza interiore, e finalmente mi amo. Fiera di essere diventata una grassettina".

Era il 2017 quando arrivò nel mio studio Adriana, mesi dopo l'intervento di Addominoplastica, definendosi "grassettina". Al tempo sorrisi compiaciuto, poi mi dissero la stessa cosa Carmen, Elisa, Marianna, Monica, Francesca e così via, finché non vidi apparire l'hastag #grassettina su Instagram. Le pazienti avevano coniato un termine simpatico per dire che erano state operate da me.

Il momento del controllo è quello per me più importante. In sala operatoria, ho la percezione che un intervento sia stato fatto a regola d'arte e non abbandono il campo operatorio finché non dico a me stesso che non c'è altro che possa fare meglio di così.

Dr. Southwick del Melbourne Institute of Plastic Surgery mi diede questo piccolo grande insegnamento: "Non uscire mai dalla sala operatoria col rimpianto che avresti potuto fare meglio".

Tuttavia è durante tutte le visite post-operatorie che, come la marea che si abbassa, posso apprezzare il risultato, quando gli edemi si sono riassorbiti, le cicatrici si sono ammorbidite e i tessuti hanno ripreso la propria elasticità. A volte piccoli difetti possono appalesarsi, ma più spesso col tempo il risultato diventa sempre più sbalorditivo.

Solitamente faccio venire il paziente al controllo dopo 1 settimana, 2 mesi, 6 mesi ed 1 anno. Li esorto anche a tornare ogni anno e devo dire che, poiché la maggior parte di loro viene da lontano, stando bene, si limitano a mandarmi un selfie.

Ricevere il loro selfie per me è motivo di grande soddisfazione personale. A volte esso arriva il giorno del compleanno del paziente, ricordo della sua rinascita, come quello di Susanna: "Questa è la nuova me, il giorno del mio compleanno. Che dire. Mi ha ridato il sorriso, la voglia di vivere, di guardarmi allo specchio, di piacermi come donna, la possibilità di indossare maglie strette, gonne a vita alta, vestiti scollati, non puoi capire la gioia. Non ho parole per esprimere la mia gioia. Grazie per tutta la vita, Doc del mio cuore".

Spesso arriva nel giorno dell'anniversario dell'intervento, come quello di Elia: "Questo sono io a maggio, ad esattamente un anno dal mio intervento. Erano 20 anni che convivevo con la mia condizione di grande disagio che nessuno, se non lei, poteva capire.

Un anno fa, arrivato al punto di essere economicamente indipendente dai miei genitori, ho deciso di prendere in mano la situazione e darci un taglio. Anzi, un taglio ce lo ha dato lei, Doc. Per 20 anni ho vissuto male quella situazione, e quando arrivava maggio e quindi l'anteprima del caldo, già andavo in ansia, perché sapevo che in quei mesi che si sarebbero susseguiti avrei dovuto rinunciare a tantissime cose: le feste in piscina, i pomeriggi in maglietta con gli amici, vacanze al mare. e soprattutto sentirmi bene con me stesso.

Un periodo ero addirittura arrivato inconsciamente ad autoconvincermi che odiassi il mare, perché ogni volta che le persone mi chiedevano come ero bianco di carnagione, il continuo giustificarmi e dar spiegazioni mi esasperava.

Nei mesi di luglio ed agosto, uscivo solo la sera al tramonto, raggiungendo l'apice della depressione ed a volte avevo come la sensazione di soffocare a causa di quel peso. Ma oggi, Doc, scrivo a lei perché è l'unico che credo può capirmi ancora una volta. Oggi sono un uomo libero, che ama se stesso, ama la vita. Non ci crederà ma mi son laureato, credo di aver trovato la mia anima gemella e ora noto che gli amici mi stimano per quello che sono. Grazie per aver realizzato il mio sogno".

Altre volte il selfie arriva nel primo giorno di mare, alla prova costume: "Prima prova costume, senza parole! Che spettacolo! Mi ha cambiato la vita, mi sono riappropriata della mia me. Non smetterò mai di esserle grata."

Sono molto soddisfatto quando leggo e vedo questi messaggi, sia perché il paziente si è ricordato di me, sia perché ho dato un senso al mio lavoro, che non è semplicemente far venir bene un intervento e mostrare un bel risultato tra il pre e il post, bensì aiutare il paziente a realizzare il proprio sogno, il suo obiettivo di crescita personale.

Perché l'intervento, credetemi, ti cambia anche la testa. Sì, l'intervento ti cambia la testa, aumenta l'autostima, migliora il rapporto col partner, con gli altri, la propria affermazione nell'ambiente di lavoro. Sentirsi belle, giovani, attraenti, seducenti, porta a vestirsi meglio, a curare l'alimentazione, a dedicare più tempo e più motivazione all'esercizio fisico quindi a stare più in salute.

Credetemi, quando c'è indicazione a fare l'intervento, e questo posso soggettivamente dire che avviene nel 60% delle persone che visito, e che sono le sole che opero, si innesca un circolo virtuoso senza fine che porta anche a migliorare il carattere, come scrive Sara:

"Lungi da me dall'essere un capriccio ad appannaggio esclusivamente estetico, il ricorso alla chirurgia mi è venuta in soccorso valorizzando ed eliminando alcuni difetti del mio corpo che ormai avevano finito anche nel trasformare il mio carattere.

Era inaccettabile per me vedermi in quel corpo trasformato dopo la gravidanza. La diastasi addominale è stata motivo di disagio fisico, oltre che psicologico, andando ad impattare gravemente sulla mia vita quotidiana e sul modo di relazionarmi con il mondo.

Nonostante fossi una stacanovista dello sport, caparbia nel seguire uno stile di vita sano, il mio addome aveva assunto una forma strana e gonfio. Oltre al disagio psicologico, soffrivo di mal di schiena a livello lombare e di una noiosa instabilità del bacino, che spesso mi impediva di eseguire con fluidità determinati esercizi atletici in palestra.

Forte era il disagio che provavo nel non poter indossare l'outfit skinny e abitini super-stretch. Allo stesso tempo, forte e tenace sono stata nel voler trovare una soluzione a tutto questo male che mi stava logorando dentro e che mi impediva di essere felice e di godermi serenamente tutto ciò che mi circondava. Avevo tanta voglia di vivere semplicemente con orgoglio la mia vita. Dopo tante ricerche e timori, mi sono sottoposta ad intervento di addominoplastica e mastoplastica (mommy makeover).

Ho un ricordo bellissimo del giorno del mio intervento. Il calore umano, zero problemi, zero dolori. La chirurgia è stata una fonte di autostima per me. Finalmente ho conquistato l'immagine di me tanto desiderata.

Quante volte passavo davanti lo specchio e immaginavo di non essere come ero allora, bensì come sono adesso. Il sogno l'ho realizzato. Mi sono liberata di quella parte negativa di me che oscurava la mia anima.

È bello poter comprare minigonne, mini dress, crop top, micro bikini di ogni forma e colore; indossarli con tanta autostima e disinvoltura che fanno da cornice al mio corpo atletico valorizzato dall'intervento chirurgico. Un intervento chirurgico reso possibile con risultati tangibili ed evidenti grazie alla grande professionalità del mio Chirurgo, che mi ha curata dapprima l'anima, e poi ha ridisegnato le forme del mio corpo. Il corpo di una mamma di tre splendidi figli, ormai non più tanto giovane, ma che è tornata a brillare."

Vi dirò di più: l'intervento modifica il linguaggio del corpo. Vi ricordate dalla ragazza di quasi 19 anni che era venuta a visita per aumentare il seno con tutta la famiglia? Ricordo che aveva lo sguardo basso, spalle strette e sedeva in una posizione raccolta in avanti. Dopo 6 mesi venne da sola al controllo: la prima cosa che mi colpì era la bocca sorridente, assieme agli occhi brillanti.

A seguire la postura che magicamente era diventata dritta con spalle larghe.

Era quasi arrivata l'estate ed era già abbronzata: il segno del costume, o nel caso specifico del reggiseno, si era già ben demarcato nel seno da donna che la rendeva sicura. La difficoltà a tirarle fuori le parole che avevo notato in visita, ora si era tramutata in pause strategiche che la avvolgevano in un'aria di mistero e seduzione che aveva riscoperto.

Qualche tempo dopo mi mandò un selfie accompagnato da queste parole: "Ogni tanto mi fisso allo specchio e mi viene un nodo in gola perché mi sento felice, mi sento armoniosa. Non vedo l'ora di indossare qualcosa di più carino per vedere che ho anche io delle curve e non solo costole. E poi, mi sento femmina, ma femmina femmina".

L'intervento ti cambia la testa, il linguaggio del corpo, il carattere. Vedete questo video per credere: (https://www.youtube.com/watch?v=Cp8DR8pSlfs).

Vi ricordate la signora Assunta di 76 anni, che era venuta a visita per la pancia che sembrava un campo di battaglia, accompagnata dalla figlia? Giunse al controllo all'età di 77 anni, un anno dopo.

Venne accompagnata da un signore. Ricordo che era vedova e presumo che avesse trovato un compagno, probabilmente da poco: lo intuivo dalle attenzioni che le regalava. Anche lui aveva un fare molto compìto, di classe. Si presentò e sedette a fianco a lei. Avevano portato un regalo per me e uno per l'infermiera, in segno di riconoscenza.

Quando la invitai ad accomodarsi sul lettino e a spogliarsi mi disse accennando un sorriso: "È pronto a vedere il suo capolavoro?". "Andiamo" risposi. La pancia era morbida ad un anno dall'intervento, non c'era punto che facesse male, erano scomparsi i segni delle precedenti "battaglie", era rimasta ancora la parte bassa dell'addome poco sensibile, ma accettabile.

Quando provava ad alzarsi o a sforzarsi, non fuoriusciva più alcuna bozza strana. Sorprendentemente la cicatrice si vedeva a malapena.

Devo dire che la persona anziana tende a cicatrizzare meglio di quella giovane, che invece ripara in modo più rapido, concitato, a volte con un eccesso di cicatrice.

La invitai ad alzarsi e ad andare di fronte lo specchio nello studio fotografico per le foto di rito. Quando scorse la sua immagine allo specchio di tre quarti, tese la sua mano sulla mia spalla e scoppiò a piangere. Era un pianto di gioia, liberatorio. Non me lo sarei mai aspettato da una signora di poche parole uscita da un dipinto d'epoca.

Quanta tensione avesse accumulato nel corso di 20 anni di patimenti non è dato sapere. Mi disse: "Mi ha regalato una seconda vita". Confesso: piansi anch'io. Mi raccontò che assieme ai dolori se n'era andata la parte più buia di sé, la parte che si trascurava, quella che non aveva più voglia di uscire, svagarsi, donare e ricevere amore.

Quante volte vi è capitato di vedere un film, osservare la storia in modo molto distaccato, e d'un colpo, sentirvi inaspettatamente coinvolti fino ad avere gli occhi lucidi e la pelle d'oca?

Mi accadde la stessa cosa. Ero molto soddisfatto del risultato ottenuto con Assunta, data la difficoltà del punto di partenza. Riesco a ricordare nei dettagli l'intervento, il sudore durante l'operazione, l'adrenalina, la cena con l'équipe a fine serata, la visita dopo cena nella camera di Assunta un po' dolorante ma serena, l'ansia delle figlie, la dimissione, i primi controlli: mai era trapelata un'emozione più del dovuto dal viso di Assunta. Non fino ad allora.

Potevo riascoltare le parole del Prof Chen a Taiwan: "You can do everything", rivedere la scena allo specchio, dopo l'intervento, dell'austera signora quarantenne londinese col tumore al seno nel 2011 nella stanza 52 del Queen Victoria Hospital.

D'improvviso, tutto il mio percorso aveva un senso. Avevo raggiunto l'obiettivo che 10 anni prima mi ero posto. La mia esistenza aveva un fine, le mie scelte mi apparvero come già scritte in un libro che dovevo solo leggere, esattamente come voi state facendo.

RIEPILOGO DEL PASSO 4:

- **Segreto n. 1:** Dopo l'intervento di chirurgia plastica è come se quei lacci che ti tenevano ancorata in una convinzione psicologica deleteria, si fossero slegati rendendoti libera.

- **Segreto n. 2:** Cominci a guardarti diversamente, ti senti bene psicologicamente, cammini finalmente non dietro le amiche ma di fianco, sei più sicura quando ti siedi senza curvare le spalle per nasconderti, alzi la testa quando cammini e ti senti come se la vita ti avesse donato un'altra occasione per amarti.

- **Segreto n. 3:** L'intervento ti cambia la testa. Non cambia solo quella parte del corpo, ma tutta la vita.

- **Segreto n. 4:** Sentirsi belle, giovani, attraenti, seducenti, porta a vestirsi meglio, a curare l'alimentazione, a dedicare più tempo e più motivazione all'esercizio fisico quindi a stare più in salute.

Passo 5:

Il Cambiamento

È il 4 di Settembre, di un Settembre caldo e soleggiato, senza umidità. Mia zia diceva che il cielo di settembre è quello più azzurro e terso di sempre. Quest'anno sono venuto in Sardegna per una settimana di relax, nella zona di Porto Torres. Quando sono al mare mi piace nuotare e passeggiare sulla battigia.

Sono le 11:00 e prima di pranzo sto facendo una passeggiata sulla spiaggia, quando la mia attenzione viene catturata da una ragazza mora dall'andamento piuttosto deciso che si dirige nella mia direzione.

Avete presenti quelle situazioni in cui cammini senza meta, spensierato e improvvisamente vi cade un fulmine addosso? Un costume rosso sgargiante risaltava sulla pelle dorata dall'abbronzatura di quella ragazza che immaginavo potesse avere non più di 35 anni.

Quell'età magica in cui si è pienamente donne, consapevoli del proprio magnetismo e di come usarlo a piacimento. La silhouette a clessidra della ragazza veniva magnificata da un passo ritmato e veloce come quello di un'indossatrice in passerella. Quando ci stavamo avvicinando l'un l'altro, lei mi sorrise. Non nascondo che il cuore mi accelerò.

Mi accorsi che dietro di lei correvano due marmocchi bellissimi e ancora più in lontananza un ragazzo atletico. "Dottor Grassetti" esclamarono! Chi sarà mai, pensai. Ero arrivato in Sardegna appena un giorno prima, provenendo dalle Marche. Quando i bimbi raggiunsero la mamma e tutti furono a meno di 3 metri di distanza esclamai: "Irene!".

Irene è una ragazza quasi sulla quarantina, che conobbi quando aveva 36 anni. Era venuta in visita da me col marito in seguito a 2 gravidanze. Lui carinissimo era più emozionato di lei e le stringeva forte la mano nel mio studio. La amava così tanto che era spaventato dalla benché minuscola possibilità di perderla durante l'intervento.

Irene racconta che: "Sono sempre stata una ragazza molto minuta, molto magra e senza neppure un filo di pancia. Eh già, zero pancia. Il seno poi era il mio forte, in Sardegna il seno "is a must".

Ero miss liceo alle superiori e mi sono sempre tenuta in forma, almeno sino alla mia prima gravidanza. A 32 anni arriva il mio primo bimbo, tanto desiderato. Arriva come un raggio di Sole e mi rendo conto di essere davvero fortunata. Tutto va bene fino a che mi rendo conto che la mia pancia era "strana". Tutti mi dicevano di darmi tempo: dopotutto era passato solo un mese dal parto.

Dopo 2, 4, 6, 8 mesi la situazione non cambia, anzi, io perdo peso ma la pancia rimane lì, "strana". Contemporaneamente il seno si affloscia: Oh my God! Decido allora di rivolgermi al mio medico che non solo si accorge di un'ernia ombelicale, ma anche di una "pinna" che fuoriesce e mi dice: "Cara, hai una bella diastasi".

Sino a quel momento non ne avevo mai sentito parlare. Nel frattempo, sono anche iniziati i mal di schiena e i problemi di respirazione. Mi rivolgo allora a uno specialista che mi consiglia, prima di intervenire chirurgicamente, di affrontare tutte le gravidanze che desideravo e io decisi di dargli ascolto.

Nel mentre però, non me la sono passata molto bene. Eh già! Già in ospedale, dopo il parto, avevo iniziato a portare delle guaine contenitive e ho dovuto poi cambiare il mio modo di vestire per camuffare il pancione che mi era rimasto. Non mi guardavo più allo specchio e se per caso mi capitava di farlo, piangevo.

Non mi riconoscevo più e piangevo. Più piangevo più mi sentivo in colpa, non capivo dove avessi sbagliato, se nel mio stile di vita o proprio nella gravidanza, o se invece non fossi proprio fatta male io.

Ormai anche l'intimità con mio marito era cambiata. Sebbene non mi abbia mai fatto pesare il mio cambiamento, io mi vergognavo a farmi vedere da lui. Per me era una sofferenza enorme. Anche ora che scrivo mi vengono le lacrime agli occhi, perché ricordo alla perfezione il senso di frustrazione, vergogna, inadeguatezza e insoddisfazione che provavo.

Passano tre anni, tre lunghi anni di guaine, pancere, respiri trattenuti e maglie larghe. Nel luglio 2017 poi, arriva la mia seconda bambina e la situazione della mia diastasi peggiora. Decido che "Basta!" devo fare qualcosa e devo farlo subito.

Io vivo in Sardegna, ma ero pronta ad andare ovunque per porre fine al mio problema. Inizio così a frugare su internet, sino a che mi imbatto in una trasmissione su RAI 1, dove c'era il Dottor Luca Grassetti: un giovane medico con molta esperienza sull'Addominoplastica, che subito mi incuriosì e decisi di contattarlo.

Ci vediamo in visita a Maggio 2017. Lui, con grande professionalità, valuta la mia situazione e così assieme decidiamo di fissare l'intervento.

Faccio le valigie e il 14 Febbraio 2018, mi affido alle mani del Dottor Grassetti e della sua equipe, per sottopormi a un "mommy make over". Mi rendo subito conto di aver fatto la scelta giusta: il dottor Grassetti si dimostra da subito un gran professionista, un uomo sensibile, disponibile e dotato di una grande umanità.

Stesse doti che ho riscontrato anche nella sua assistente, Caterina. Mi hanno curata, accudita e coccolata. Il mio post-operatorio è stato al di sopra di tutte le aspettative: non ho mai sentito dolore, solo fastidio per via delle fasciature strette.

Sono stata autosufficiente dal primo momento. Ho seguito alla lettera le indicazioni che mi erano state date e, dopo 20 giorni dall'intervento e con alcuni accorgimenti, sono tornata alla mia normalità.

Ora, alla soglia dei 40 anni, sono tornata a essere una donna sicura, amo guardarmi allo specchio proprio come quando andavo al liceo, mi piace da morire quando mio marito posa lo sguardo su di me. Adoro sentirmi libera di vestirmi come voglio, libera di andare dove voglio senza limiti, e poter indossare il bikini al mare.

Il Dottor Grassetti mia ha cambiato la vita. La mia vita è cambiata, tanto e in meglio. Il mal di schiena è svanito nel nulla, così come anche i problemi di respirazione. Tutta la mia famiglia ha giovato del mio cambiamento e ora sono serena e non mi sento più a disagio. Mi guardo allo specchio e finalmente mi riconosco, ed è bellissimo!"

Ricordavo benissimo il bambino di Irene che mi mandava dei video messaggi col camice da dottore, giocava a fare il chirurgo della mamma e si raccomandava di farle una bella pancia. Era stato il luogo che lo aveva accolto per 9 mesi, ci era affezionato e riusciva a sentire la sofferenza della mamma nel portarsi dietro il fardello lasciato da due gravidanze.

Durante un controllo, Irene mi fece vedere la foto della sua pancia in gravidanza, specie durante la seconda. Era enormemente grande e stentavo a credere che una pancia potesse crescere e retrarsi così tanto: la diastasi addominale era davvero il minimo che le potesse succedere. E il costume rosso sgargiante? Era un nostro gadget.

Un anno avevamo fatto dei teli da mare e dei costumi colorati per le #grassettine che si erano operate. La cosa era stata molto apprezzata, perché nell'era dei social network le pazienti erano state molto carine ed avevano postato la loro foto in spiaggia coi nostri gadget: Irene quel giorno nella spiaggia di Porto Torres indossava il nostro costume.

Assieme alla famiglia di Irene ricordavo quella di Mery, sua amica, vicina di casa, anche lei affetta da diastasi. Le avevo operate nello stesso giorno e avevano fatto il volo di ritorno insieme, coi rispettivi mariti.

Quel giorno parlammo a lungo e la sera successiva mi invitarono a cena per gustare le prelibatezze della cucina sarda. Non potei rifiutare, non volevo rifiutare. Quello che mi colpì piacevolmente, era il gesto di riconoscenza che avevano nei miei confronti, non solo le due pazienti operate, ma anche le loro famiglie. Il marito di Mery mi raccontò che in famiglia dopo l'operazione si respirava un'aria diversa, più pulita, positiva.

L'intervento cambia l'atmosfera in famiglia. Cambia la vita in tutti i suoi aspetti. Quando torni a vederti bene e sei felice, la tua luce viene vista dagli altri, la tua positività viene assorbita da chi ti circonda.

Cosa mi colpì del racconto di Irene? La sua volontà di interrompere lo schema basato sulla commiserazione, la vergogna e il senso di colpa, la sua decisione di dire "basta" e la decisione di cambiare.

La mia opera è stata il mezzo attraverso il quale Irene ha realizzato il suo progetto, con sacrificio e perseveranza. Il suo cambiamento le ha fatto emergere capacità di leadership come donna, leadership come madre, leadership al lavoro.

Questo capitolo si chiama "Cambiamento". Inizialmente volevo chiamarlo "Risultati", ma poi ho capito che parlare di risultati è riduttivo. In economia si parla di risultati, negli esami di laboratorio si parla di risultati, nello sport si parla di risultati.

Nel mio sito internet o nella pagina Instagram mostro a tutti i risultati prima e dopo l'intervento. Il libro è per pochi intimi. È per i coraggiosi, per i volenterosi, è per chi, come voi, vive la condizione di chi si rivolge a me e non vuole solo vedere i risultati: non ci sono foto in questo libro. È per chi vuole respirare il profumo del cambiamento, l'emozione di rinascere per una seconda volta, proprio come Laura.

Laura è una ragazza di 24 anni, che per 23 anni ha combattuto con un problema che per una donna ha il peso di un macigno: la mancanza di un seno. Conobbi Laura a visita quando aveva 18 anni. Venne accompagnata dalla mamma. Una ragazza bellissima rumena con due occhi azzurri sempre umidi, mi riportano al mare di giungo. Ricordo il timore e l'imbarazzo che ebbe quando si dovette togliere il reggiseno. Ero il primo uomo al quale mostrava il seno.

Era affetta da una malformazione non rara chiamata Poland. Mancava completamente il seno sinistro, mentre c'erano due capezzoli posizionati male: uno in alto e lateralmente vicino l'ascella, l'altro nel torace, dove idealmente avrebbe dovuto essere il solco sottomammario.

Potete immaginare come ciò avesse condizionato la crescita sin da bambina, specie nell'adolescenza. La mammella controlaterale, cioè la destra, come se non bastasse, era piuttosto grande, così che si notava ancora di più la differenza tra le due mammelle: una era assente e con due capezzoli, l'altra grande e scesa lungo la parete toracica.

Il mio intervento sarebbe consistito in più fasi, poiché dovevo espandere pelle che non era presente a sufficienza. Dovevo eliminare il capezzolo più lontano a quello che doveva diventare il centro del seno, allestire dei lembi neurovascolari per spostare l'areola-capezzolo rimanente, nel punto di quella che sarebbe stata la massima proiezione della futura protesi mammaria.

Insomma, un progetto a lungo termine, la cui realizzazione sarebbe passata per mesi in cui il seno sarebbe stato meno presentabile del momento della visita, 3 anestesie generali e tante visite in ambulatorio, per una ragazza che veniva da un'altra regione, quindi non proprio dietro casa, e con un passato non molto semplice.

Quando, una settimana dopo la visita, la mamma di Laura mi chiamò confermandomi l'intervento, mi apparvero due immagini: la prima del Prof. Chen che mi diceva con estrema pacatezza: "You can do everything", la seconda di me visto dall'esterno che ero stato molto fortunato per non aver il problema di Laura e per essere stato scelto per risolverlo.

Laura si racconta così: "È difficile spiegare a parole quello che si sente quando capisci che non sei uguale alle altre ragazze. Non potersi sentire te stessa, capire che sei nata con un problema e dovrai vivere così per sempre. Non poter indossare mai una maglietta scollata, non poterti guardare allo specchio, star sempre attenta a come vestirti per timore che si veda il tuo difetto. È difficile non riuscir a parlare con qualcuno, a dirgli veramente cosa provi, perché sei nata così.

Io me lo son chiesta per tanti anni. Alla fine ho trovato la mia risposta: dovevo essere così io, diversa, in questo mondo. E ho provato ad accettarmi così come sono. Il mio corpo cresceva a poco a poco e le cose non cambiavano. Ho sperato tanto di trovare qualcuno che potesse dirmi che ci fosse una soluzione al mio problema di sempre. Alla fine il mio miracolo è arrivato".

A 18 anni le impiantai un espansore mammario, come quelli che si mettono nelle donne mastectomizzate per tumore al seno. Era una protesi al silicone collegata ad una valvola ascellare, che veniva rifornita ogni 2 settimane in ambulatorio con soluzione fisiologica, affinché potesse aumentare di volume ed espandere, come un palloncino, la pelle della futura mammella.

Andammo avanti così per mesi, durante i quali Laura vedeva crescere il seno sinistro fino a diventare come il destro. Negli ultimi mesi lo aveva superato. A quel punto tolsi un po' di liquido per rendere la pseudo mammella leggermente morbida e scesa come la destra.

Mi raccontò che furono mesi difficili: chi la conosceva notava qualcosa di strano, pensava fosse ingrassata oppure avesse preso degli ormoni. La sua forza di volontà, di raggiungere quel risultato progettato con me, la motivava. In realtà, sapeva in cuor suo che il seno rappresentava il primo passo per un cambiamento di vita, una famiglia, e la voglia di vivere questo passaggio la entusiasmava.

Avete presente quando progettate una vacanza, tipo la vacanza dei sogni? È vero o no, che vi sentite già bene nel pensare di star in quel luogo? A volte state addirittura meglio nell'immaginarvi di stare là piuttosto che nel momento in cui ci andate.

Credo che Laura nei 5 anni vissuti "a fianco a me" abbia sempre avuto una chiara visione della "sua vacanza". Nessuna sofferenza è così forte da non poter essere superata, se scorgiamo un fine all'interno di essa. Pensate al parto, a un esame difficile, a un limite da superare in ambito sportivo.

Arrivò il momento del secondo intervento, di rimuovere l'espansore e spostare i capezzoli, abbandonando quello accessorio. Con la stessa determinazione affrontò anche quello. Il giorno dopo, durante la medicazione, scoppiò a piangere.

Mentre era abituata a vedersi col volume di un vero seno a sinistra, grande come il destro, ora si trovava nuovamente senza seno sinistro, e con diverse cicatrici al suo posto. Cosa avrebbe raccontato alle amiche?

Passai qualche decina di minuti con lei, per spiegare che la situazione sarebbe stata solo temporanea, il tempo di far maturare le cicatrici e verificare la sopravvivenza del lembo di areola capezzolo.

Diedi a Laura una protesi esterna, da indossare cioè sotto al reggiseno, per non apparire diversa agli occhi di chi si era abituata a vederla così. Le promisi che da lì a poco avrebbe raggiunto il risultato che ci eravamo detti. Ebbe fiducia in me.

Arrivò il giorno dell'ultimo intervento. Ricordo la gioia quando la chiamai al telefono. Non mi ero accorto che era il giorno del suo compleanno. Non volendo, le avevo fatto il regalo più bello. L'operazione durò 2 ore e mezza, durante le quali simmetrizzammo anche il seno di destra, sollevandolo.

Il giorno dopo, durante la medicazione la feci specchiare e mi tornò ancora una volta in mente la signora londinese di fronte agli occhi di Mr. Boorman al Queen Victoria Hospital. Pianse. Questa volta di gioia. Feci entrare la mamma per condividere quel momento.
La mamma era una brava signora sulla quarantina abbastanza in carne, credo si sentisse responsabile in qualche modo di aver dato

alla luce una figlia senza un seno. Aveva sofferto con Laura e per Laura.

Il secondo intervento lo facemmo durante la pandemia del COVID-19, e lei a causa delle restrizioni non potette mai entrare in Clinica, né per assisterla, né per vederla. Ricordo che, a fine intervento, c'eravamo preoccupati di avvertirla al telefono perché ci disse che sarebbe altrimenti morta di ansia.

Mi disse una frase che restò incisa nella mia memoria: "Lei ha dato a mia figlia, quello che io come madre non le ho potuto dare". Mi commossi a queste parole di gratitudine, e nello stesso tempo ebbi conferma del senso di responsabilità che la signora si era caricata sulle spalle da 23 anni a questa parte.

Me lo disse con le lacrime agli occhi e, di rimando, anche i miei occhi lacrimavano. Era la fine di una sofferenza per la mamma, indirettamente l'avevo liberata da un peso e forse da un senso di colpa che la attanagliava sin dalla nascita di Laura.
In anni di lavoro ho avuto modo di constatare che, spesso, i genitori si ritengono responsabili dei difetti dei propri figli, e della

conseguente sofferenza. Un naso sporgente, delle orecchie a sventola, anomalie del seno, deficit visivi, angiomi del volto e così via. In sostanza delle anomalie solitamente congenite, a volte presenti in un genitore.

Nel momento in cui i tempi per risolvere il problema sono maturati, l'intervento diventa magico per quella famiglia. Il figlio acquista sicurezza nell'arco di poche settimane, i genitori tirano un respiro di sollievo da un peso che, per anni, gravava sulle loro coscienze.

Era una domenica di febbraio di un inverno piuttosto nevoso, ed ero andato un weekend a sciare sul Gran Sasso, data la vicinanza. Non ci sono molte piste negli appennini e la probabilità di incontrare qualcuno che si conosce è piuttosto alta.

Ricordo che, uscito dalla seggiovia, mi ero fermato su uno spiazzo ad inizio pista per aspettare mio nipote. Chi mi conosce sa che sono piuttosto alto e spilungone, in mezzo a una vetta innevata in effetti non credo sia difficile individuarmi. Infatti, ad un tratto udii una vocina alle spalle: "Dottore, dottore". Mi girai.

Brillavano nella profondità di un casco rosa e grigio, due occhioni celesti coperti da un film di lacrime del colore del mare, questa volta più celesti dello stesso cielo: era Laura.

Aveva una tuta da sci bianca e nera, e al centro del casco spiccavano i suoi occhioni inconfondibili. Mi abbracciò, poi mi presentò il suo compagno: un ragazzo più alto di lei, atletico, barba corta, che si avvicinò e fu contento di vedermi come se mi conoscesse dai racconti. Proprio così: aveva trovato il compagno della sua vita e avevano dato alla luce un marmocchietto bellissimo.

Provai una gioia immensa quel mattino. Quando la vidi scendere dalle pendici della montagna, riconobbi la grinta e la tenacia con le quali aveva affrontato il percorso chirurgico, il senso di libertà che provava nell'ondeggiare con gli sci tra la neve, la certezza che di lì a poco avrebbe raggiunto un altro obiettivo.

Mio nipote a fondo pista, mentre facevamo la fila agli impianti per risalire, si avvicinò e mi disse: "Zio, quella ragazza sembrava ti volesse molto bene. Vorrei ricordarti che anche io te ne voglio".

Sono eccezionali i bambini: hanno il coraggio di dirti in faccia ciò che pensano con quella naturalezza e semplicità che, a volte, noi adulti sembra ci siamo scordati.

Quella sera in albergo dopo cena, mi arrivò un messaggio da parte di Laura: "Ricorderò per sempre le parole che un medico speciale mi disse dopo che mi ebbe visitato: Sì Laura, ti posso operare. Io, lacrime di felicità. Il mio percorso dottore è stato lungo e nello stesso momento bello, perché capivo di cambiare.

Ogni passo che facevamo insieme era difficile e, nello stesso tempo, entusiasmante, come quando il babbo ti insegna a camminare. A volte si cade, ma ci si rialza. Alla fine, arriva il traguardo. Diventi più sicura di te, ti senti veramente donna, più forte.

Adesso posso mettermi il vestito che mi piace senza che mi guardino in modo strano. D'estate posso andare al mare senza paura ed ogni mattina mi sveglio felice. In poche parole, mi sento completa. Mi sento bella. Orgogliosa di essere una #grassettina".

RIEPILOGO DEL PASSO 5:

- **Segreto n. 1:** L'intervento cambia l'atmosfera in famiglia. Cambia la vita in tutti i suoi aspetti. Quando torni a vederti bene e sei felice, la tua luce viene vista dagli altri, la tua positività viene assorbita da chi ti circonda.

- **Segreto n. 2:** Nessuna sofferenza è così forte da non poter essere superata, se scorgiamo un fine all'interno di essa.

- **Segreto n. 3:** Spesso i genitori si ritengono responsabili di difetti dei propri figli, a causa dei quali questi soffrono. Anomalie solitamente congenite, a volte presenti in un genitore. L'intervento diventa magico per quella famiglia.

- **Segreto n. 4:** Il mio percorso è stato lungo e nello stesso momento bello, perché capivo di cambiare.

Conclusione

Siamo arrivati alla fine di questo libro. Abbiamo visto cosa è realmente la Chirurgia Plastica. È un cammino fatto di sali e scendi, luci e ombre, rettilinei e deviazioni, ma che alla fine, ti conduce dove ti sei prefissato di arrivare: devi cioè avere un obiettivo.

Mi capita a volte di visitare persone che non hanno chiaro il motivo per cui vengono da me. Qualcuno spinto da un'amica, qualcun altro perché è di moda e "fa figo". Qualcuno si siede e chiede: "Dottore mi dica lei cosa mi farebbe". Qualcun altro inizia un racconto senza fine delle proprie esperienze che recano dei segni sul proprio corpo, ma non hanno individuato una problematica specifica.

"Nessun vento è favorevole al navigante che non sa dove andare", diceva Seneca. Per cui dico: se c'è una parte del corpo che proprio non vi piace o che non vi è mai piaciuta, che non avete mai saputo accettare e che via ha condizionato il modo di vivere, allora posso aiutarvi.

Se venite da me alla ricerca della perfezione estetica del momento, o sperando di piacere di più a qualcun altro: non venite. Il trattamento o l'intervento funziona quando produce una crescita interiore del paziente. Mi auguro che, attraverso questo libro, abbiate potuto assaporare le problematiche reali che si celano dietro le storie di alcuni miei pazienti, che ringrazio per essersi prestati e aver acconsentito al racconto.

Vi è mai capitato di sentirvi inadeguati a causa di un problema fisico che vi attanaglia da tanti anni? Vi ha condizionato l'esistenza? Quello è il giusto segnale da cogliere, che spinge a venire a visita. Avete visto che l'intervento ha dei pro e dei contro, degli esiti cicatriziali e delle possibili complicazioni. Avete imparato che solo quando il piatto della bilancia rischi/benefici pende a favore dei benefici, allora si prende in considerazione l'intervento.

Non basta. Avete imparato che bisogna desideralo su una scala da

1 a 10, 10. Non 6, non 7, ma 10. Vi ho dimostrato che nulla è impossibile se lo si vuole davvero, e che tutto parte da voi, non da me. Quando la vita ci costringe a toccare il fondo e gridare non ne posso più, spesso quella è la motivazione per dire basta, prendere in mano il timone del cambiamento, alzare le vele ed impegnarsi per raggiungere l'obiettivo.

Avete ripercorso l'esperienza di tante ragazze e ragazzi che hanno trovato il coraggio di tuffarsi nel mare del cambiamento e, attraverso il vento favorevole della Chirurgia Plastica, arrivare a raggiungere l'obiettivo che si erano prefissati.

La maggior parte di loro ha superato le proprie aspettative e ce lo ha testimoniato. Avete avuto modo di vedere che durante il percorso si possono avere delle complicanze, degli imprevisti. La stessa determinazione che vi ha spinti a tuffarvi in acqua, vi aiuterà a superarle. Non può essere diversamente. Si continua ad avere la visione dell'obiettivo e mantenere alta la fiducia nel team di professionisti cui ci si è affidati.

Il vento a volte smette di soffiare a nostro favore. Non importa, un momento di pazienza e torna più forte di prima se si è pronti a cavalcarlo. Come ha fatto Giovanna quando ha deciso di liberarsi di un seno enorme ed "alleggerirsi l'anima"; o come ha fatto Valeria quando è tornata in sala operatoria di notte, e ciò nonostante, rifarebbe l'intervento "un milione di volte".

Abbiamo visto donne di 35 e di 42 anni, ragazze di diciannove, signore di 76 anni, ragazzi di 20 e signori di 65 anni, disposti ad addormentarsi in sala operatoria per risvegliarsi oggettivamente diversi, ma più uguali a loro stessi. Attraverso i racconti di Irene, Lorella, Susanna, Laura, Carlotta e Sara, abbiamo visto che dopo questo viaggio, si torna a casa migliori di prima, non solo più belli. Come un viaggio che ti arricchisce di esperienze, e soprattutto ti cambia la testa.

Chi di voi ha già avuto modo di approcciarsi alla Chirurgia Plastica, credo abbia rivissuto le emozioni di quell'evento indimenticabile, scrutandone con attenzione i "dietro le quinte", e sorridendo nel capire perché ci siamo comportati in un determinato modo in una situazione, piuttosto che in un'altra.

Per i lettori e le lettrici che si vogliono avvicinare, invece, a questo mondo, credo che questo libro sia stato come un "trailer" di un film: il vostro.

Avrete vissuto l'emozione del cambiamento, respirato l'aria della sicurezza, della libertà, l'ebbrezza di sentirsi importanti, di ascoltare il suono della felicità, di vedere l'emozione della prova costume, del nuovo tubino, e quella dello specchio.

Avete assistito al percorso, passo dopo passo, che tante donne e uomini hanno effettuato, non senza difficoltà, ma con tanta gratitudine. Un percorso formativo, di crescita personale e interiore, avvenuto attraverso un cambiamento esteriore. Essere una #grassettina vuol dire essere una persona cresciuta interiormente, essere rinata.

Ed io? Ho aiutato tante persone a crescere, a migliorare la propria autostima, a sentirsi meglio per poi dare il proprio contributo agli altri.

Attraverso l'intervento ho migliorato il modo in cui quella persona vedeva se stessa nella quotidianità: col partner, al lavoro, con le amiche, con le altre mamme, con sé stesse. Attraverso il libro spero di rispondere a tante domande che ognuno di noi pone a se stesso di fronte allo specchio, e prospettato possibili soluzioni di cambiamento.

Ringrazio le lettrici e i lettori per essersi interessati all'argomento tanto da essere arrivati fino alla fine. Se avrete trovato questo libro utile, se vi ha fornito spunti di riflessione e se alla fine vi ha lasciato qualcosa dentro, vi sarei grato se spendeste ancora due minuti del vostro tempo per lasciare una recensione su Amazon.

Se volete vedere i risultati prima e dopo di alcuni dei pazienti di cui vi ho parlato e di molti altri ancora, potete visitare la pagina Instagram **dr_lucagrassetti**. Se avete domande da porre, o se volete che esamini il vostro caso specifico, potete contattarmi sul modulo contatti del mio sito www.lucagrassetti.it